广东省中医药局课题
"简便廉验中医诊疗方法的收集整理研究"成果

邓铁涛审定
中医简便廉验治法

主审　**邓铁涛**

整理　邓中光　陈安琳　郑　洪

人民卫生出版社

图书在版编目（CIP）数据

邓铁涛审定中医简便廉验治法/邓中光等整理.—北京：人民卫生出版社，2009.10

ISBN 978-7-117-11538-4

Ⅰ. 邓…　Ⅱ. 邓…　Ⅲ. 中医治疗法　Ⅳ. R242

中国版本图书馆 CIP 数据核字（2009）第 127832 号

| 人卫智网 | www. ipmph. com | 医学教育、学术、考试、健康、购书智慧智能综合服务平台 |
| 人卫官网 | www. pmph. com | 人卫官方资讯发布平台 |

版权所有，侵权必究！

邓铁涛审定中医简便廉验治法

整　　理：邓中光　陈安琳　郑　洪
出版发行：人民卫生出版社（中继线 010-59780011）
地　　址：北京市朝阳区潘家园南里 19 号
邮　　编：100021
E - mail：pmph @ pmph. com
购书热线：010-59787592　010-59787584　010-65264830
印　　刷：北京盛通数码印刷有限公司
经　　销：新华书店
开　　本：850×1168　1/32　印张：7
字　　数：157 千字
版　　次：2009 年 10 月第 1 版　　2025 年 5 月第 1 版第 17 次印刷
标准书号：ISBN 978-7-117-11538-4/R·11539
定　　价：18.00 元

打击盗版举报电话：010-59787491　E-mail：WQ @ pmph. com
质量问题联系电话：010-59787234　E-mail：zhiliang @ pmph. com

序

我们是发展中的大国，虽然自改革开放以来，经济增长喜人，2008 年暴发金融海啸，全世界都看好中国，但论人均收入水平，仍不理想。在医疗方面，"看病难"与"看病贵"一直是我国的重大难题。其实要实现"人人享有医疗保健权利"这一目标，也是世界的大难题。

2009 年 4 月 23 日《广州日报》A3 版，有一条十分醒目的标题——越来越多美国人"看不起病"。该文说："据美国媒体 20 日报道，美国当天公布一项最新调查显示，有超过两成的美国人曾经推迟甚至不去看病，其中不少人认为费用高是不去看病的主要因素"。又说："不仅仅是穷人无力承担好的医疗保健，低收入与中等收入的家庭也是如此。此外还有那些自由职业者……"，这是世界第一富国的医疗保健的写照。

归根到底，欧美是资本主义国家，他们的医学模式是为资本主义服务的，但要做到"人人享有医疗保健之权利"，最富有之国也难做到。

我们认为邓小平提出的"建设有中国特色的社会主义"，才是解决这一难题的明灯。中医中药是最有中国特色的医学，她具有简、验、便、廉的特点。推广中医中药是解决看病难、看病贵的最佳选择。

中光医师等在广东省中医药局的大力支持下，进行搜集、研究、整理并编成本书，以供基层医务工作者参考。希望此举能起到抛砖引玉的作用。

或问，这本书能代表中医之简、验、便、廉吗？非也，这谈不上代表，而是引玉之砖耳。我国五千年的中医史，正彰显了中医的这一特色——"简、验、便、廉"。例如，《伤寒论》与《金匮要略》就是简、验、便、廉之巨著。试举例言之，我曾治疗深圳市一中年干部，他症见烦躁易怒、晚上兴奋失眠、白天神疲怠倦、食无胃口。病已半年，经中西医治疗无效。我为之处方如下：甘草、大枣、面粉三味（即《金匮要略》之甘麦大枣汤）。患者执方半信半疑，我说这是汉代验方，姑试服之。一周后告知：脾气不发，能食能睡矣。甘麦大枣汤见于张仲景的《金匮要略》，书中载："妇人脏躁，喜悲伤欲哭，象如神灵所作，数欠伸，甘麦大枣汤主之。"我常以此方或此方加味，治疗某些神经衰弱症，往往可以收到意想不到的效果。

医学之未来，不能走越来越贵、离群众越远之路，若把医院办成企业，则人命危矣！

医疗卫生应是公益事业。实行有中国特色社会主义医学，应在"治未病"思想的指导下，走"简、验、便、廉"之路，才能实现人人享有医疗卫生之权利。

或曰："目前中医机构之所以不姓'中'，是因为中医的费用低，因此，不得不效仿西法赚钱以图生存。"但这是政策措施之医政问题，是"医改"问题。我相信党和政府会在深化改革中解决一切不符合人民利益的一切相关问题。希望中医同道，共同研究、搜集、整理出版 21 世纪的"简、验、便、廉"疗法，以发展有中国特色的社会主义医学。故乐为之序。

邓铁涛

2009 年 6 月

前言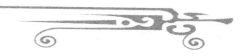

中医的许多临床治法具有简、便、验、廉的特点，适宜向缺医少药的农村地区推广，可以为广大的基层医务工作者及群众提供有效、简便、易于推广而花钱又少的治疗方法。由邓铁涛教授发起，广州中医药大学邓铁涛研究所于2005年组织了《中医简验便廉治法》编写筹备组，由邓中光主持，发函向中医各科临床医师征集简便验廉的治法和方药，得到了热烈的响应，并收到了100多篇来稿。经过对征集来的资料加以综合、审定、规范、编辑，于是形成本书。全书以治法为标题，按主治病证的部位（从上至下）为顺序，汇编成册，书末附有邓老的简便验方辑要。书中有些治法有相似之处，因提供者各有其体会心得，亦并存以相互印证。本书篇幅精小，方法均来自临床实践，简便易行，有助于推广中医技能、发挥中医特色。期望此书可成为基层中医师的帮手，能为救治患者尽一份绵薄之力。

编　者

2009 年 6 月

目录

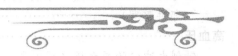

目　录

目　录

目 录

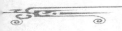

目　录

目　录

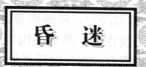

昏 迷

 点舌法治昏迷

【方法】

点舌之法，就是用紫雪丹、安宫牛黄丸、苏合香丸，或含有冰片、麝香、牛黄的丸散点放舌上。用时将药丸水溶后用棉签蘸药点于舌上，不停地点，当丸药厚铺舌面，则用开水点化之，化薄后继续点药。

【按语】

点舌法是运用芳香走窜、醒脑开窍的中药用开水化开点于舌上，使药物从舌上吸收，对于重症昏迷、舌咽反射消失的患者，有时能起到醒脑、恢复吞咽的作用。点舌法是以中医的"心主神明"、"舌为心之苗窍"的理论作指导的。

20世纪80年代做急症研究，我校附属医院曾收治1例心肌梗死合并心律失常、心衰、感染的患者，该患者已昏迷，舌咽反射消失。我诊断为真心痛合并暑入心包证，急用至宝丹1枚按上述方法点舌，约半小时，患者已有吞咽反射，这为口服中药治疗打开了大门。后经中医药抢救成功，步行出院。1985年9月我校附属医院收治1例一氧化碳中毒、高热昏迷的患者，经用西医常规方法抢救一昼夜，病情继续恶化。会诊时急用安宫牛黄丸1枚冷开水10ml化开，不停点舌；另用大黄、崩大碗各30g，紫苏叶15g，煎水取汁，再溶化紫金锭3片，保留灌肠1日2

次。3 天内共用安宫牛黄丸 5 枚，再加上前后 6 次灌肠之后，患者体温降至 37.5℃，痰涎明显减少，解除心电监护，由深昏迷转为浅昏迷；然后改用牛黄粉 1g 点舌，再加中药灌肠，当患者有吞咽反射后再加上中药鼻饲，前后共治疗 9 天，患者体温降至正常，并从昏迷中苏醒过来。1985 年 11 月又用安宫牛黄丸点舌法加灌肠法抢救 1 例脑出血较危重之昏迷患者，渡过了危关，把他从死亡线上抢救过来。

　　我后来将点舌法写成文章，并发表在《新中医》1986 年第 3 期的"耕耘医话"里，引起了同行的共鸣。广西靖西解放军 54261 部队医院周永辉医师也撰文说"点舌"抢救危症确有良效。现录其病例以兹佐证：农某，男，76 岁，农民。1987 年 9 月 16 日晚饭后，突然神志不清，昏迷坠地，左侧上下肢随即僵硬，呼之不应，我应邀诊治。查体：舌绛、苔黄、脉弦数，血压 240/120mmHg，诊为"中风"。遂以"点舌"法施治，即取麝香、冰片少许，开水溶化，不断以棉签蘸药点于舌上，30min 后，患者左侧上下肢变软，神志略清，血压亦降至 120/78mmHg，同时投入人参、生半夏、沙参、地龙各 10g，生南星 6g，生附子 5g，煎服调理，次日下午患者能坐起进食，神志清楚，5 天后竟能外出放牛而告愈。

（邓铁涛经验，邓中光整理）

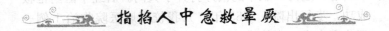

指掐人中急救晕厥

【方法】

　　1. 取穴　人中穴（图 1、2）即督脉之水沟穴，在面部前正中线，鼻唇沟上 1/3 与下 2/3 交界处。

2. **手法**　①拇指头点掐：术者以左手扶持患者后头部；以右手拇指为术指，屈曲指关节，以拇指头尖端掐压人中，以其他四指扶持患者下颌。掐压常采用雀啄式，即以每秒钟掐压 1～2 次的频率，掐压与放松有节奏地变换，保持人中掐压部位的供血，并注意避免掐破人中皮肤，一般连续掐压 3～5min。②食指头掐压：术者以右手食指为术指，以拇指扶持食指，食指屈曲指掌关节保持食指头垂直掐压人中，同上做一掐一松施压。③拇指头沿人中沟竖掐。

【按语】

1. 人中穴是人身要穴，为手、足阳明经与督脉交会之所。气血经气汇聚之处。这里神经血管亦较丰富，上唇动、静脉和面神经颊支、眶下神经分支均有分布。

2. 此穴最早见于晋·皇甫谧的《针灸甲乙经》，谓："在鼻柱下人中"，可针可灸，主治"口不能饮水、喝僻……"，以及癫疾互引。葛洪《肘后方》称之为"人中穴"，救卒死方"令爪其病人人中取醒"。其后历代主要用于急救，如中风、癫痫、小儿惊风，明代以后又用于腰部扭伤，《玉龙歌》有"脊膂强痛泻人中，闪挫腰痛亦可针"。今人则将主治扩为昏迷、晕厥、休克、虚脱、癫狂、癫痫、癔症、小儿惊风等神昏不醒，面瘫、鼻塞、鼻衄、黄疸、臌胀、心绞痛、糖尿病、腰脊强痛、闪腰等。

3. 我的经验以指掐人中急救晕厥最为稳妥，而且疗效好。晕厥是最常见的病证，俗称昏倒或昏厥。表现为突然意识丧失，昏倒或跌倒于地，多时间不长即可恢复。晕厥前期，患者可见头晕眼花，颜面苍白，全身无力，恶心欲吐，全身冷汗，血压下降，脉率增快。晕厥期，患者出现意识丧失，脉细弱无力，或脉沉迟，或见结代，血压降低。昏迷时间不一，短则数分钟，长则 10～20min。晕厥后期，患者出现头晕、全身乏力、嗜睡、便意频数或二便失禁等。

晕厥常见于体质衰弱、血管运动功能不稳定的人。体位性低血压晕厥，见于由卧床、下蹲突然起立或直立时间过长的人，因血液动力的急剧改变、血压骤降、意识丧失而跌倒。反射性晕厥，多见于年老体弱女性，因疼痛、恐惧、悲痛、情绪紧张、出血等原因而突然晕厥。亦常见于晕针、晕灸。心源性晕厥，多见于心律失常，迟脉每分钟脉跳 40～50 次；数脉每分钟脉跳 160～180 次，或更多，结代脉等。脑血管一过性缺血多因脑血管痉挛引起。其他低血糖、中暑、缺氧、轻度脑缺血性中风等。在运用指掐人中急救过程中，应将患者平放在通风良好的环境中，饮以热茶、姜汤、葡萄糖水，以加速苏醒，同时查找病因进行针对性治疗。

至于脑出血、高热引起的昏迷等，本法难于使之复苏，在无其他急救措施的条件下，可用指掐人中急救，应同时尽快创造良好条件进行对因治疗，以免耽误病情。

（靳士英）

发 热

针 刺 退 热

【方法】

1. 取三棱针式粗缝衣针（针尖稍作磨钝）消毒后在十宣穴（在两手十指端，去爪甲一分）快速点刺放血，出血量以绿豆大小为宜。

2. 针刺大椎（图3）、曲池（图5）、合谷（图5）、少商（图4）穴，行针10～15min，手法采取迎随补泻和开合补泻之泻法。

【按语】

发热可分为外感发热和内伤发热，外感发热宜宜开透解，内伤发热处于邪实热盛阶段，亦宜疏郁散结、畅旺气血，使邪有出路，达到邪祛正自安的目的，针刺上述穴位，皆能起到开窍泻热之功效。

根据"中医药治疗外感高热的思路与方法"一文（柯新桥，廖广辉，王毅．中医药治疗外感高热的思路与方法[J]．世界中医药，2008，3（2）：72-74.）的报道："王茜采用针刺大椎、曲池、合谷、少商治疗高热30例，最终显效28例，有效率93.33%，疗效满意，且取穴简便，获效迅速，患者畏惧心理较少，易为患者所接受。耿霞取十宣点刺放血，配合大椎、曲池、合谷，共治疗42例急性高热患者，38例患者经1次针刺后体温下降至39℃以下，其中有5例降至正常体温，进一步针对病因治疗后，均未出现 39℃以上高热。许伟予 31 例疟疾高热患者大椎刺络拔罐治疗，拔罐后 4h，28 例患者体温下降至正常，继续使用抗疟药治疗后痊愈，有效率 90.3%。"

（邓中光）

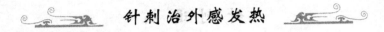

针刺治外感发热

【方法】

　　取穴：曲池(图5)、合谷(图5)、足三里(图6)、阳陵泉(图9)、丰隆(图6)，均双侧。其中阳陵泉至丰隆之间分3上、中、下个等分点，连同阳陵泉、丰隆共5个刺激点。

　　操作：常规消毒，取针（0.5 寸或 1 寸）直刺入穴中，快速行针，酸胀后迅速出针。针刺顺序是先左后右，先针曲池、合谷，然后针足三里、阳陵泉、丰隆，再针下、中、上等分点。

【按语】

　　此法出针后多数患者有微微温暖感觉由双下肢内侧缓缓上行至腹部，或有汗出，5～10min 后热退，体温恢复正常或明显下降。若仍未明显下降，可于次日再治疗 1次。若兼见其他病时，应同时治疗。此法从朋友处学来，称"九宫针法"。

（莫飞智）

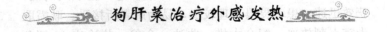

狗肝菜治疗外感发热

【方法】

　　1. 单味使用　预防和治疗感冒发热、咽喉肿痛、风

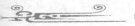

热目赤、小便不利等症。用量：50～100g 先浸泡药 10min，去水，加清水四碗煎煮 20min，去渣，加冰糖少许，再煎煮片刻，可作清凉饮料，暑天预防感冒发热或作治疗。每日 3 次，每次 200ml。

2. 复方使用　本品 50～100g 加入白虎汤和银翘散中辨证使用，治疗感冒、高热咳嗽、咽痛。

每日 2 剂，4 小时服 1 剂，2 剂药渣合煎隔 4h 再温服。即 1 日内服 2 剂三次药。对于病毒性感冒症见高热，中西药治疗无效时，用此法多在 24h 内退热。

【按语】

狗肝菜又名青蛇仔、金龙棒、野辣椒，民间称"本地羚羊"。是爵床科植物狗肝菜 Dielipterachinensis（L）Ness 的全草，遍布两广、福建、台湾等树林下、溪边、路旁。夏秋采收，鲜用或晒干。性味：甘淡凉。功能：清热解毒、凉血利尿。适应证：感冒发热，咽喉肿痛，风热目赤，血热斑疹吐衄，湿热痢疾，小便不利以及小儿高热惊风。鲜用外敷痈疖肿毒、带状疱疹。

本法优点是药源充足，随处可采，民间多有共识，药味甘凉，口感好，小儿尤其容易接受，效果确实，可防可治，只要改变常规服药观念，中医药治疗高热大有作为。

（陈建新）

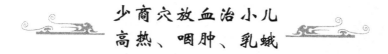

少商穴放血治小儿高热、咽肿、乳蛾

【方法】

以三棱针于大拇指甲外侧（少商穴（图4）），即平齐桡侧指甲角与指腹桡侧缘连线之中点处，速刺放血，待出

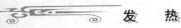

血由黑至红再呈淡红带淡薄透明液出再止血，双手少商穴
均需放血。

【按语】

少商放血早见于《针灸甲乙经》。一般小儿高热，在
少商穴放血后患儿体温可降至安全水平。而咽肿（即扁桃
体炎），一般在少商穴放血两三次后，扁桃体感染大为减
轻，发高热情况可容易控制。而乳蛾病患者在少商穴放血
后不到一天便可退热及消退脸颊肿痛，唯贫血虚弱者切勿
使用少商放血。

【病案举例】

多年前，徒儿温翰芝要去英国念硕士，在离港前两
天，患严重扁桃体炎，并有发热及喉闭现象，笔者为她以
三棱针于双手少商穴放血，立时能开声，咽痛也有所减
轻，第二天离港前再一次为她在少商穴放血，扁桃体发炎
已消。她原有习惯性咽喉炎，但后来在英国念完硕士回港
时说在那边虽常食煎炸食物，但未见扁桃体炎复发。少商
为肺经井穴，可治上呼吸道感染性疾病。

（江洁慈）

失　眠

沐足治疗失眠症

【方法】

1. **沐足法**　①家庭常用温水泡脚，浸渍至膝关节，寝前沐足半小时。适宜于一般保健及轻症失眠。②中药沐足方用当归、川芎、酸枣仁、五味子、石菖蒲各 10～15g；黄连、肉桂各 5g 煎水，寝前沐足，适宜于重症失眠。

2. 辅以穴位按摩与灸治，取穴涌泉（图 7）、三阴交（图 7）、内关（图 4）、神门（图 4）（双），共揉按 20～30min 后上床睡觉。

【按语】

1. 中医称失眠为"不得眠"、"不寐"、"不眠"。其原因与分类学者多有论述。明·戴思恭认为"不寐有两种：有病后虚弱及年高人阳衰不寐；有痰在胆经，神不归舍，亦令不寐"。李中梓认为不寐之因有五：一曰气虚；一曰阴虚、血少、心烦；一曰痰滞；一曰水停；一曰胃不和。

2. 西医学认为失眠是最常见的病症，包括睡眠时间不足、质量不佳、深度不够、睡眠后体力恢复不好等。临床表现为两个类型：入睡困难；半夜醒后续睡困难，或早醒。至于病因有心理性失眠、精神性失眠、用药和酒精伴发的失眠、睡眠诱发呼吸障碍伴发的失眠等。通常见到的是前两种，而治疗要求针对病因治疗。针对性的心理治疗，进行放松疗法，适当运动，改变不良睡眠习惯、定时上床、注意饮食等都很重要。

【病案举例】

某女，52岁，艺术家。失眠10余年，有愈来愈严重的趋势，主要表现为睡眠恐怖，心情焦虑，每晚应睡眠之际则唯恐不能入睡，结果愈怕失眠则愈加紧张，愈心情紧张愈难睡着。曾看过中西医师不少，但不敢用强力安眠药。诊断为失眠症，辨证为心肝两虚。治疗采用综合疗法：①心理治疗：促进七情安定，开导祛除焦虑、惊恐，增强治愈信心。②调整生活节律：定时上床睡眠，不熬夜娱乐，不深夜工作。增加运动，每天至少运动1个小时以上。③沐足：每天养成睡前洗脚的良好习惯。用苏东坡与陆游的故事，讲给患者听，其中介绍东坡的诗句，"主人劝我洗足眠，上床不复闻钟鼓"，使患者备受鼓舞。中药沐足，方用石菖蒲、五味子、酸枣仁、川芎、当归各15～20g，黄连、肉桂各5g，肉桂后下，水煎沐足，寝前30min，连续6周，后用温汤浸足，形成习惯。④穴位按摩：取穴涌泉、三阴交、内关、神门（双），揉按20min，沐足后进行，然后用"数息法"入睡。经过3个月调治，患者紧张情绪缓解，每夜可得6个小时睡眠，解乏良好，基本治愈。

（靳士英）

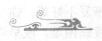 中药、浴足、
按摩治失眠

【方法】

1. 排除影响睡眠的原因，对影响睡眠的疾病应及时

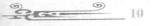

治疗，对嗜烟酒者应劝戒及改善或回避影响睡眠的环境。

2. 口服中药处方：浮小麦 30g、大枣 6 枚、五味子 6g、麦冬 15g、茯神 20g、太子参 20g、白术 12g、茯苓 12g、僵蚕 10g、全蝎 6g，每日 1 剂，5 碗水煎成 1 碗半，上下午饭 2h 后各服半碗。药渣晚上可加水适量煎沸 10min，适温，用来浴足 20min，连续用 7 天。

3. 浴足后上床睡眠熄灯闭眼，卧床后双手掌左右交替按摩双涌泉穴（图 7）各 100 次。要坚持每晚按摩涌泉穴，均可安神入眠。

【按语】

人的一生中，约有三分之一的时间是在睡眠中度过，如果睡眠发生障碍，每天的正常活动就很难得到维持。

临床上常见的睡眠障碍是失眠，引起失眠的原因很多，如心理、生理精神障碍、药物、酒类、茶、烟、夜间肌阵挛及不安腿、恶劣的睡眠环境。

本法男女适用，疗效持久，无副作用，对长期服用安眠药物的患者，嘱其逐渐减少，不要强调立即停止服用，以免患者不安。

（李春辉　李树成）

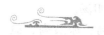 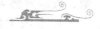

邓氏温胆汤治疗"痰证"

【方法】

邓氏温胆汤的药物组成：竹茹 10g，枳壳 6g，橘红 6g，胆南星（或法半夏）10g，茯苓 15g，甘草 6g。主治：气虚痰浊证。用净水 750ml（三碗），煎煮为 200ml（大半碗）；复渣用净水 500ml（两碗），煎煮为 200ml（大半

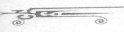

碗）。气虚痰浊证多属慢性疾病，可 2 天 1 剂，但每天 1
服，复渣明天再服。

【按语】

温胆汤乃中医名方，临床应用有 1300 年的历史，一
说出自唐代名医孙思邈《备急千金要方》卷十二胆虚寒
篇，一说出自南北朝·姚僧垣《集验方》。古方药物组成
为陈皮、法半夏、竹茹、枳实、茯苓、甘草。主治："心
虚胆怯，气郁生涎，涎与气搏，变生诸证，触事易惊，或
梦寐不祥，或短气悸乏，或自汗，并温胆汤主之。"

何谓中医"痰证"？痰证有狭义、广义之分，狭义痰
证，是指咳吐痰液；广义痰证，不但指咳吐有形的痰液，
又泛指表现为有痰的特异症状，称为"无形之痰"，无形
之痰从症测知。

邓氏温胆汤治痰证，笔者从症测知，总结其特异症状
或指征为：

1. 痰病多怪或怪病多痰，即疑难病症可以考虑应用
邓氏温胆汤。

2. 精神科疾病，如焦虑症、忧郁症、失眠不寐、精
神异常等。

3. 老年病，脉弦者。老年人脉弦，多是动脉硬化表
现，老年人常见的高血压、冠心病、心律失常、中风、眩
晕、震颤麻痹等，也可以考虑应用邓氏温胆汤。

4. 血液生化某些项目异常，如血脂高、尿酸高、血
糖高、血沉快、免疫亢进、甲状腺功能异常等，症见中医
气虚痰浊者。

5. 肥胖者，肥胖人多痰湿。如单纯性肥胖、脂肪肝。

6. 大便秘结，脘腹胀满者。如老年人习惯性便秘。

7. 咳吐痰涎者，有外感但不宜用感冒药者。

8. 舌苔腻者，或舌黯者。

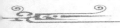

邓氏温胆汤可做以下加减：

广东人气（阴）虚湿热者，加太子参 20g，石斛 15g，薏苡仁 30g。

心血管疾病者，加五味子 6g，麦冬 10g，太子参 15g，五爪龙 30g，鸡血藤 30g。

脑血管疾病高者，加天麻 10g，白术 15g，钩藤 10g，白蒺藜 10g，生牡蛎 30g 或石决明 30g。

精神性疾病者，加夜交藤 20g，酸枣仁 20g，五味子 6g，钩藤 10g，石决明 30g。

高血脂者，加山楂 30g，玄参 10g，丹参 15g。

甲亢者，加山慈菇 15g，玄参 10g，生牡蛎 30g，浙贝母 15g，石斛 15g，薏苡仁 20g。

动脉硬化者，加五爪龙 30g，鸡血藤 30g，䗪虫 6g。

肢体疼痛者，加威灵仙 20g，桑枝 30g，杜仲 15g，续断 10g。

大便秘结者，枳壳易枳实，加玄参 15g，肉苁蓉 15g。

免疫功能亢进者，加山慈菇 15g，玄参 10g，薏苡仁 20g。

尿酸高者，加薏苡仁 30g，玉米须 30g。

血糖高者，加怀山药 30～60g，玉米须 30g，黄芪 30g，白术 15g。

舌质黯者，加入丹参 15g，生三七 10g，路路通 20g。

舌苔腻者，加入川萆薢 15g、白术 15g、薏苡仁 20g。

有外感者，加豨莶草 15g，千层纸 10g，桑叶 10g，玄参 10g。

邓氏温胆汤常用于治疗疑难病症，广东省中医院心内科已经把该方作为治疗心血管疾病协定处方，供临床使用。

（刘小斌）

百合夏枯草汤
治疗失眠

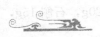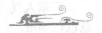

【方法】

百合 30g，夏枯草 15g，水煎服。

【按语】

本方系浙江省已故名老中医魏长春主任医师经验方，主治长期失眠，神情不安，心悸，烦躁，舌质红，苔薄，脉弦。

方中百合味甘、微苦，性凉，具有清心安神、养阴润肺的作用。《金匮要略》以百合为主主治心神不宁的"百合病"。夏枯草味苦、辛，性微寒，具有清肝火、散郁结的作用，两者合用，对不寐有良好的治疗功效。如证属肝肾不足者，可加枸杞子、制首乌；如虚烦、心悸不安明显者，可加柏子仁、酸枣仁。

【病案举例】

徐某，女性，49 岁。严重失眠，烦躁不宁，心悸，气促，两手瘛疭，舌红，苔薄，脉弦。曾服西药，疗效不著。予百合 30g，夏枯草 15g，5 剂后睡眠可达 5h。前方奏效，二诊予百合 30g，夏枯草 15g，柏子仁 9g，枸杞子 9g，5 剂后夜寐香甜，心悸、气促平息，两手瘛疭消除。继予原方加减，巩固疗效。

（骆仙芳　王　真）

汗　症

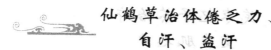

仙鹤草治体倦乏力、自汗、盗汗

【方法】

1. 以仙鹤草30～60g，按辨证配合相应方药，治脾虚气弱或热病、温病后期的倦怠乏力、少气懒言。

2. 以仙鹤草30～60g，按辨证配合相应方药，治表虚自汗、阴虚盗汗。

【按语】

仙鹤草又名脱力草，为蔷薇科多年生草本植物龙芽草的全草，常用于止血。1984年版高等医药院校教材《中药学》载："用于劳力过度所致的脱力劳伤，症见神疲乏力而纳食正常者，每天用本品30g与等量红枣水煎浓汁，分服，以调补气血，可有助于体力恢复"。余验之临床，不独可治劳力过度之神疲乏力，更可治各种原因所致的神疲乏力，又可治自汗、盗汗。曾治一何姓领导干部，2005年6月3日来诊，因工作繁忙，十多天来倦怠无力，似热非热，夜睡不眠，语音低微，气短纳呆，疑为大病。曾延余姓张学生诊治，体检血象，胸透均正常，被认为乃暑湿困阻，用三物香薷等方，不应，遂来余处诊治，来时懒步而行，需人搀扶，此乃劳倦伤气，水反为湿。虽气虚不能用益气药，恐助湿；需化湿不能过用苦寒药，恐伤气，即处以藿朴夏苓汤加仙鹤草60g。患者服2剂后，来电话报告病情，已是声音清朗，一切如常，连称神奇。

（黄仕沛）

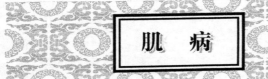

肌 病

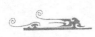

芪枣杞子茶治疗
重症肌无力

【方法】

根据临床经验，正常成人取黄芪 100g、枸杞子 30g、大枣 10 枚，装入大小适中的砂锅或白色搪瓷器皿、不锈钢制品中，加清水盖过药面浸泡 20～30min 后倒掉，再新加可饮用水 1200ml 煎煮，先大火煮沸后改小火维持 30min。榨渣取汁，装入热水瓶保存，1 日多次温服。

功能：益气养阴，健脾生精。

主治：主治重症肌无力Ⅰ型、Ⅱa 型，及其他神经肌肉疾病，证属脾胃虚弱、气阴不足者，症见神疲乏力，四肢懈怠，气短胸闷，纳呆腹胀，大便溏薄或干结，面色萎黄。

注意事项：实热、湿热、阴虚阳亢者忌服。

【按语】

该方出自医师对患者长期临床观察的经验总结。

【病案举例】

彭某，男，36 岁，深圳市某设计装饰公司经理。因右眼睑下垂 3 个月，于 1997 年 3 月就诊。自诉 1996 年 12 月因感冒后右眼睑午后时有下垂感，历时 3 个月，后来逐渐加重，表现为朝轻暮重，劳累后明显，伴有吃硬饭咀嚼无力，上楼层数稍高则双下肢沉重，有时下蹲后起立困难，视物偶见重影。到深圳、广州等多家医院诊治，经肌电图，抗乙酰胆碱受体抗体检查，被中山一院神经科诊为重症肌无力Ⅱa型，口服溴吡斯的明 60mg，每日 3～4 次，能维持轻工作及基本生活自理。但时有反复和加重。1997 年 8 月经人介绍前来求助中医中药治疗。诉：四肢无力、纳呆、视物蒙眬，右眼睑午后下垂明显。查右眼睑中度下垂，面色不华，上肢平举试验阳性，右眼球外展活动稍受限。舌淡有齿痕，少苔，脉细弱。诊为脾胃虚弱，气阴不足。方用补中益气汤化裁，重用黄芪、加枸杞子、太子参、山萸肉加减治疗，2 个月后病情明显好转。溴吡斯的明片每日 4 片减至每日 2 片。由于患者好饮茶，遂要求医师给开茶调方长期饮用。根据患者体重处方黄芪120g、枸杞子 30g、大枣 10 枚，每日煎水代茶饮，先后饮用 3 月后停用西药，半年后隔日 1 剂，9 月后每周 1～2 剂，1 年后停用。尔后酌情短期服用。随访至今生活、工作如常。

（李顺民）

头 痛

重用葛根治疗外感风热头痛、项背强痛、肌肉酸痛及泄泻

【方法】

葛根 120g，按辨证配合相应药方，治外感风热头痛，项背强痛，肌肉酸痛，湿热泄泻或脾虚泄泻。

【按语】

葛根甘、辛，凉，归脾胃经。辛味虽有发散之力，使本品具发表、解肌、升阳透疹之功，但甘味重而辛味轻，其升透力并不强，兼之性凉并不甚寒。而脾虚泄泻则葛根宜炒，世人有用土炒，余用米汁浸润后炒至老黄，与方中诸药同煎，亦获其效，米汁有健脾胃作用，炒后葛根凉性减，升发清阳之力增。

【病案举例】

余重用葛根取效来自三证：以生活中实例证之。世人每用塘葛菜或生鱼煲葛汤，一家四口用 1～1.5kg 葛根煲汤，四人平均分之，每人 250～270g（鲜品）。但本法葛根（干品）120g 仅及一半或 1/3 而已，故虑其升散太过或过凉诚属多余之虑。其次证之古人。仲景《伤寒论》葛根芩连汤证，"喘而汗出"用葛根 0.25kg。《梅师方》治热毒下血用生葛根 1kg。三证之今人。有郭姓患者，女，33 岁。1983 年 2 月来诊，连日头项痛不能转侧，微恶寒，

舌淡苔薄，脉浮紧，笔者头二诊四剂均用桂枝加葛根汤（葛根初诊 15g，二诊 30g），证如故。三诊葛根改用 120g，上午服药下午头项痛即止，转动自如。另有一例，1983 年秋，有李姓患儿，男性，2 岁。患秋季泄泻 3 天，日下十数行，前医以葛根芩连汤（葛根 12g），笔者以同方葛根 30g，按上法处理，下午服药，当晚泻即止。

由此看来，葛根可重用而取奇数，无论从生活饮食或长期临床实践都说明葛根重用得当，可药到病除。

（陈建新）

"开天门"按摩手法治头痛

【方法】

本法可分为 3 个步骤完成。

第一步：让患者采用坐姿，自然放松，医者站立于患者前方，一手扶托患者头部后枕，另一手用拇指在患者眉心印堂穴（两眉头连线的中点处）点揉四、五下，然后沿督脉路线，向上向后逆督脉推按至后脑之风府穴（图 3、1），如是反复点揉推按 7 次。

第二步：双手拇指同时并按在患者前额中央，其余四指贴按在患者的左右颞侧，然后用拇指分左右横抹患者前额至发际处，如是者反复 7 次。

第三步：双手拇指同时并按患者印堂穴，沿双侧眉棱骨之上缘，分左右横抹至太阳穴（在两眉梢后凹陷处），在太阳穴点揉四、五下，然后转换中指从鬓角入发际经颞部绕耳背向后推至风池穴（图 1），在风池穴点揉四、五下，如是者亦反复 7 次。以上三个步骤为"开天门"手法。

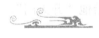
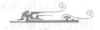

头　痛

【按语】

无论外感或杂病头痛，经"开天门"手法治疗后都有不同程度的减轻或缓解，不失为一种有利无弊的疗法。

【病案举例】

"开天门"按摩手法早已有之。但古法按摩部位只局限天门，即天庭，自两眉之中间至前发际处。《儿科推拿疗法简编》叙述其手法为：两手夹住患者之头，两拇指自眉心起，轮换直上推至发际，推 30 至 50 次。

笔者小孙子 6 岁那年，曾因外感发烧致头痛，在床上哎呀乱叫，于是让其父给他"开天门"，开始时有所抗拒，后渐渐安静下来，不再呻吟，再服几服中药，病也就好了。以后他凡觉得头痛不适，就主动要求给他"开天门"，即使手法重些，他亦愿意接受。

"开天门"不但能治头痛，而且还能退热，1984 年中，曾有一次笔者在出差的列车上，傍晚时分，列车广播：寻找医师，要求诊治一名高热女童。到诊时，女童约10 岁，昏睡枕卧在其母大腿上，起病之因是上午该女童把头伸出车窗外看风景，迎头吹风约 1 个多小时，上午10 时许觉得头痛不适，中午开始发热，加上周围环境酷热（车厢内气温达 30 多度），致使女童高热难退。列车医务室的退热药已全部用过（如阿司匹林、十滴水等），病情不见好转，反见其精神渐差，昏睡不起。当时呼之懒应，其额发热烫手，舌红少津苔白，其脉浮数，此为外感风热，风火相煽所致。观其药已反复用过未效，又没有其他医师前来诊治，遂嘱同行之弟子给他开天门，外加曲池、合谷点穴按摩，施行手法约 20min，见其汗出乃止。并嘱其父母慎避风邪，以观后效。晚上 9 时多前往探视，病童高烧渐退，已能坐起与其父交谈，要求喝水进食。此乃胃气已复，病好转向愈。10 时许再探视时，该女孩已安睡，其额已无发热烫手之感。第二天早上到终点站时，其父前来致谢，诉说其女精神已恢复，体温已正常，唯前额肿起一个小疙瘩，询问是否有问题，余告知此乃因手法较重所致，过几天便能消退。为慎重起见，嘱其下车后可前往医院进一步检查诊治，以巩固疗效。

（邓铁涛经验，邓中光整理）

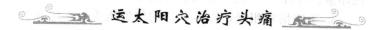

运太阳穴治疗头痛

【方法】

1. 取穴　太阳穴为经外穴，亦称奇穴。在两颞部，当眉梢与目外眦连线中点向后横一指凹陷处。此处皮肤下方为颞筋膜、颞肌，有耳颞神经、面神经、颧颞神经，颞深、浅动、静脉的分布。

2. 手法　患者坐卧均可。术者以左手扶持后头部，以右手拇指为术指，用拇指指腹顺时针旋转揉按太阳穴，范围可扩大至整个太阳。右手其他四指可扶持于对侧太阳穴。每次3～5min，休息片刻再用左侧拇指为术指，如法运对侧太阳穴。可连续做3～4次。

患者如能自施手法，医者应予指导。

【按语】

1. 太阳穴最早见于《银海精微》、《圣济总录》等书，是宋代出现的奇穴，由于它在太阳这一重要部位，为人特别重视。由于实践众多，本穴的主治也日渐增多：头痛、偏头痛、感冒、眩晕、牙痛、目赤肿痛、三叉神经痛、面神经炎、急性结膜炎、麦粒肿、视网膜炎、视神经萎缩等。我的经验指针主要以治头痛为最佳。

2. 头痛一证最为复杂。头为诸阳之会，精明之府，五脏六腑之气血皆上注于头。因此，凡外感六淫、内伤脏腑，导致清阳不升，浊阴不降；或肝阳上亢，阴液不足；或气血亏虚，经络运行不畅，瘀血内阻均可导致头痛。本人应用指针治疗头痛主要有两种：一种为外感头痛，不论风寒、风热，均可用运太阳法。如果有发热，可同时推拿两侧风池（图1）、合谷（图5）。另一种为偏头痛，可加按头维（图1）；巅顶痛可加按百会（图1）；前头痛可加按印堂。每日3～4次，效果常可期待。

3. 手法切勿粗暴，以柔和、均匀施压为好，尤其妇女、儿童、老人更宜注意。外感头痛，在运太阳过程中，常可取汗，患者有立即松快感。此法患者亦可自行揉运。

（靳士英）

选奇汤治三叉神经痛

【方法】

组方：炙甘草（夏月生用）、羌活、防风各9g，黄芩3g

用法：水煎服，日1剂。

【按语】

"三叉神经痛"是一种在面部三叉神经分布区内反复发作的阵发性剧烈神经痛，疼痛发生往往骤发骤停，有闪电样、刀割样、烧灼样、顽固性、难以忍受等特点，说话、刷牙或微风拂面时都会导致阵痛，三叉神经痛患者常因此不敢擦脸、进食，甚至连口水也不敢下咽，从而影响正常的生活和工作。选奇汤乃李东垣《兰室秘藏》为治眉骨痛不可忍所创之方，加减后用于治三叉神经痛效果甚好。对如带状疱疹后遗神经痛等头面部疼痛也有良效。

（邓铁涛经验，郑洪整理）

高 血 压

针刺太冲穴治高血压

【方法】

让患者取坐位或仰卧位，选取 1 寸或 1.5 寸之毫针，直刺患者双侧太冲穴。（"太冲"穴：足大趾关节后 2 寸，即第 1、2 跖骨结合部之前凹陷中，见图 7)，深度以取得针感为度，约 0.8 寸，用轻插重提之泻法行针，可连续行针 1～3min，留针 20～30min。留针期间可每隔 5～8min 行针 1 次。出针时可运用开合补泻手法之泻法，即出针时摇大针孔，不加揉按，出一点血更妙。

【按语】

此法对血压骤然升高或出现高血压危象，而又未能及时采用其他抢救措施时，甚为适用。笔者双亲都患有高血压，曾在家中出现过好几次血压骤然升高，眩晕倒地之症，笔者都是运用上法及时把血压平降下来。较难忘的一次是家父因工作甚忙，又感受了风寒，血压突然升高，收缩压升至 230mmHg、舒张压至 130mmHg，吃下去的降压素亦喷吐出来。于是笔者马上用上法配内关、三阴交穴进行针刺救治，10min 后血压降至 200/100mmHg，再行针半小时，血压降至 170/90mmHg，度过了高血压危象一关。

笔者曾在某医院的科研活动中演示此法治疗一位七旬妇人，该患者住院约 1 周，使用了好几种降压药，血压仍在 170/90mmHg 上下不降，眩晕卧床不起。经上述针法治疗，半小时后血压下降趋近正常，2 天后去电话了解病情，被告知患者已出院。

血压骤然升高或出现高血压危象，从中医的辨证角度观察，多为肝阳上亢所致。太冲穴是足厥阴之脉所注为输，本穴为肝经之原穴。《灵枢》有云："五脏有疾，取之十二原"，原穴与三焦有密切关系，三焦是原气之别使，它导源于脐下肾间动气，而输布于全身，和内调外，宣上导下，关系着整个人体的气化功能，特别是能促进五脏六腑的生理活动。针刺原穴，能通达三焦原气，调整内脏功能。（南京中医学院主编.针灸学讲义［M］上海：上海科技出版社）可见针刺太冲穴，运用行针泻法，能起到条达肝气、平肝潜阳之效。若再配合"三阴交（图 7）"（本穴为足太阴脾经、足少阴肾经、足厥阴肝经之交会穴）、"内关（图 4）"（本穴为手厥阴心包经之络穴，系于心包络，别走络于手少阳三焦经，亦是八脉交会穴之一，通于阴维脉）两穴，更能起到滋水涵木，通调血脉，迅速改变引致高血压的肝阳上亢的病理变化，从而收到降压之疗效。

（邓中光）

 红枣、山楂、鬼针草茶治高血压

【方法】

大红枣 6 枚（小的 10～20 枚），入锅炒至有糊香味，北山楂肉 6～10g，鬼针草（广西玉林人称虾钳草，林边和房屋常有野生）4～6g，水煎或开水冲泡当茶饮。

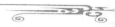

【按语】

此法由梁庆森推荐，刊于《中国中医药报》2005 年 8 月 22 日第 8 版"民间治疗高血压的偏方"中，据其介绍是一位民间医师之好友李某被高血压困扰 20 多年，四方求医，用药无效，后经人推荐得此偏方，李某坚持用药 5 个月后，血压基本恢复正常。并云此方简、便、廉，经过验证疗效确切，且喝时酸甜可口，无副作用。

高血压者，多有血脉失调、肝阳易亢、肝风易动的病理变化，红枣又名大枣，《长沙药解》言："大枣，补太阴之精，化阳明之气"，生津润肺而除燥，养血滋肝而息风，疗脾胃衰弱，调经脉虚芤。故《中国药植图鉴》云："治过敏性紫斑病，贫血及高血压。"山楂能活血降脂。鬼针草能清热散瘀消肿。三者配合治疗高血压是有道理的。

（邓中光）

 ## 砭石疗法降血压

【方法】

使用砭刀（以砭石制成棒刀状砭具），每日 1 次，每次 30min，7 天为 1 疗程，每次分三部位进行。首先使用切法由发际切至印堂，由右侧顺时针方向自上而下切。再用划法由神庭划向头维，自神庭至百会成中线，根据辨证，依次由中线划向左侧或右侧。最后用刮法由右耳角孙刮至安眠 1，顺序刮左耳角孙刮至安眠 1，最后刮两耳背降压区。

【按语】

此法源自笔者师公陈应龙（前厦门中医院院长）承传自师兄胡永祥医师。砭石工具根据考古发掘系自商代墓葬中出土的医疗工具仿制而成，有一定的补泻内涵：薄泻厚补，锐泻钝补（依砭具的构造），动泻静补，快泻慢补（依砭具运动的速度）。患者患有原发性高血压者必须由患者右侧顺时针方向施砭术，假若患者患有低血压便需要由左侧逆时钟方向施砭术。因为右为泻左为补。

【病案举例】

曾有一病友患有严重血压高，在接受指导后常由右侧施砭术降压，有一天来电说血压比正常为低，对此大为不惑及紧张。后来查询才知道这位病友，每天施砭术次数比正常多，即每日 3 次，每次 1h，所以凡事都不能过度。随后再指导患者由左侧施砭术升压；不到三四次这位患者的血压便恢复正常。

（江洁慈）

五龙指针治头晕目眩、项背强痛（类似原发性高血压）证属肝阳上扰者

【方法】

选穴：风池（图 1）与风府（图 3）

操作：

1. 风池穴　患者俯卧位。医者左右手同时点压于枕骨下两侧凹陷处，斜方肌上部与胸锁乳突肌上端之间的穴位处。由轻手法慢慢向重手法过渡到点擦法。历时 3min。

2. 风府穴　患者正坐位，头微前倾，右手中指端入发际正中线上 1 寸，当枕外粗隆直下凹陷处。用中指聚四指之力直刺，紧靠延髓用点震法，五龙指针比一般的针灸

方便，效果也更好。可以适当地指斜向上方（针刺时针尖不能向上，否则，触及延髓底部，有生命危险）。此时患者会告诉你舒服很多，此时可以不再用力。历时3min。

【说明】

五龙指针法：

1. 拇指、中指伸直，其他指内屈，为轻手法。该法似长枪直入，灵巧便利。一般用于病程短的患者，或儿童，或虚证及不易点的穴位。

2. 中指绷直、其他四指盘压中指，为重手法（四指盘压中指其实有保护中指关节的作用）。此手法似油锤灌顶，力大集中，一般用于病程较长，久治未愈的成年人或实证。

五龙指针基本手法：五龙指针法有点击法、点压法、点揉法、点擦法和点震法五种。这五种方法联用于人体体表经脉穴位，交互变化组成治疗方案，便可达到"扶正祛邪"的目的，故定名为"五龙"指针疗法。

五龙指针治疗手法：

1. 以中指力为度，运用灵活，可深入浅出。

2. 中指反应灵敏，可触及人体内外软硬虚实，组成了一套包含有武术之发劲力法于内，凝聚周身之力于肩、臂、肘、腕并集中于中指指端且分别取用的奇特指法。其法观其所需，取其所用。一般点击法之力是腕力所倾；点压法则取力于肘；点揉法则取力于前臂之压；点擦法则取力于手腕之圆滑；点震法用震颤至极，则臂力下压，颤振频率在一分钟200下。

风池穴与风府穴配伍应用，出自《伤寒论》。《伤寒论》云："太阳病初服桂枝汤，反烦不解者，先刺风池、风府，却与桂枝汤则愈。"《席弘赋》言："风府风池寻得到，伤寒百病一时消。"李东垣言："少阳头痛，风寒伤上，邪从外入，令人振寒，治在风池、风府。"

古人云："风从上受"，风池、风府为邪侵入的门户，以针刺之，可以祛风散邪，而治一切风疾。

笔者临床中体会到，不仅要有治疗手段，还要教给患者养生方法，这才是完整的医疗过程。凡已教给患者的，他们都能坚持，每天按穴 2 次，每次各点 3min，最后自己再按摩整个颈部更好。相对而言，该法对于老年心脑患者成功率更高。用患者的话说，不吃药，不花钱，自己每天动动手，用点力，血压平稳，心脑都健康。用 2 个穴位调和气血，疏通经络，固表抗邪，以达预防伤风感冒之功。特别当患者营卫不和，表气不固，常易感冒的人，便宜又好用。

（施安丽）

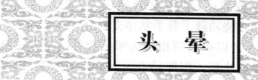

头 晕

补脑汤治疗脑力不足

【方法】

制黄精 30g，玉竹 30g，决明子 9g，川芎 3g，水煎服。

【按语】

本方系浙江省已故名老中医魏长春主任医师的经验方，主治脑力不足，眩晕，头痛，失眠，健忘，烦躁善怒，体倦乏力，畏寒肢软，脉软弱，舌淡红。

方中黄精味甘，性平，补中益气，益肾填髓；玉竹味甘，性微寒，养阴润燥，可治虚劳头痛；决明子味苦、甘、咸，性微寒，能柔肝益精，清头目，散风热；川芎味辛，性温，引药上行，行气、开郁、止痛。四药相合，能通能补，共奏填精髓、补脑力、止眩晕之功。

（骆仙芳　王　真）

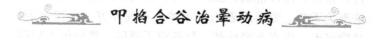

叩掐合谷治晕动病

【方法】

1. 取穴　合谷（图 5）在手背侧，第 1、2 掌骨之间，近第 2 掌骨中点凹陷处；经验取穴可并拢拇指，在靠近第 2 掌骨桡侧肌肉隆起处取之。为大肠经原穴。该处有第 1

骨间背侧肌、拇收肌；分布有桡神经浅支、正中神经分支，手背静脉网，桡动脉手背手掌穿支的分支。

2. 方法　术者以拇食两指指头叩掐合谷，雀啄式施压 3～5min，休息片刻，再叩掐 3～5min。可反复 3～4次。体虚患者可以用揉按手法，缓缓施压。轻症患者，亦可自行叩掐，或揉按合谷。

【按语】

1. 合谷是四总穴之一，为治疗头面部疾病的重要穴位，因此有"颜面合谷收"之句。实际上本穴是人身之大穴，主治甚多，除头面部病证之外，热病、消化道疾病、神经系统疾病、呼吸系统疾病、内分泌系统疾病、皮肤病亦多有应用。

2. 本人经常用此穴治疗晕动病，既方便，效果又好。考晕动病多发生在外出旅行之际，如乘车、乘船、乘飞机等。晕动病的主因是个人不适应加速度、视觉和深感觉的刺激而发生，有时不适的气味如汽油、机油可以加重或诱发。晕动病表现为头晕、眩晕、恶心、呕吐、面色苍白、冷汗等，属前庭神经、自主神经反应的症状。一般 2 岁以下婴儿甚少，而 10～15 岁达到高峰，21 岁以上逐渐减少，50 岁以上发病明显减少。女性较男性为多，感冒、过劳、睡眠不足、饥饱失时易于诱发。一般轻症仅见眩晕不适；中度则见呕吐；重症可见反复呕吐，甚至呕出胆汁、血液、冷汗淋漓、血压下降、虚脱。因此早期应用本法至为重要。要求患者闭目守神，不视外方，心神镇定，祛除恐惧，坐在车船前部，打开窗子通风。然后他人帮助按压合谷（图 5），必要时加叩掐内关（图 4）。轻压也可自行施术，常可收到满意效果。

（靳士英）

眼 病

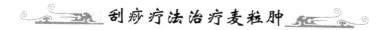
刮痧疗法治疗麦粒肿

【方法】

麦粒肿患者取端坐位，裸露背部。术者站在患者背后。刮痧部位取患者背部两侧肩胛骨上下限的内缘，脊柱两侧。刮痧工具用水牛角刮板，玉扣或小瓷碟（边缘需圆滑的）。先在背部刮痧部位涂些淡盐水或植物油，用刮板从上到下，由内而外刮治，手法宜先轻后重，直至刮出紫红痧斑为止。用纸巾或毛巾拭擦干净。一般刮痧后 1～3 天麦粒肿即可自行消退。如未愈，或短期内复发者，可以在 3～7 天，红斑基本消退后，再刮治 1 次，绝大多数患者均能告愈，且很少复发。

【按语】

麦粒肿民间又称为眼偷针，初起眼睑缘红肿微痒痛，硬结尖起如麦粒，故称麦粒肿，2～3 天肿痛加重，继而脓熟溃破，脓尽而愈。部分麦粒肿也可自行消退，但常常反复发作，此伏彼起，缠绵难愈。

在刮治前，我们要注意刮痧部位可发现有些淡红或黯红色素斑或丘疹粒，在刮治时应重点刮治。

民间刮痧疗法治疗本病，操作简单，成本低微，疗效快捷，且很少复发。本治法 1989 年经省中医学会五官科分会推荐参加该年度全国中医学会眼科分会年会（漳州会议）大会交流。

眼　病

【病案举例】

　　笔者儿甥蔡某，男，6岁，1982年8月来诊。双眼上下眼睑反复出现麦粒肿，经当地医院眼科打针吃药、滴眼药水、切开排脓等治疗，仍无法根治，3个月内已4次复发。用本疗法刮治一次而告愈，再无复发。

（彭菩本）

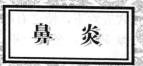

鼻 炎

大蒜浸出液治鼻炎

【方法】

大蒜瓣（独头大蒜或抱子大蒜均可）1～2个，压碎去壳膜，置小空瓶中加水少许（10～15ml），泡浸半天左右即可使用。用棉签蘸药液搽洗鼻腔，每天3～4次。

【按语】

大蒜性味辛温，有解毒杀菌、消肿通鼻窍作用，对急性和慢性、化脓性和过敏性鼻炎均有效；对化脓性鼻窦炎患者能消炎杀菌通窍；对过敏性鼻炎患者有通窍治鼻塞鼻衄喷嚏的效果；连续搽用亦能刺激鼻黏膜，改变其过敏状态。应用本法需耐心坚持搽用，同时搽洗时需深入鼻腔内部，使能达到鼻窦而充分发挥药效。

（吴弥漫）

自我鼻按摩治疗慢性鼻炎

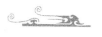

【方法】

患者将双手拇指并排屈曲，用突起的第一节拇指关节内侧角同时压向前额眉宇间的印堂穴（"印堂"穴在两眉头的中间），然后打圈揉按五六下，再分开左右顺着鼻梁双侧向下拖压至迎香穴（图1）（"迎香"穴在与鼻翼外缘

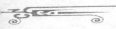

中点平齐的鼻唇沟里取之），并在该穴位上用拇指第一指关节内侧角揉按该穴五六下，使之有酸麻感，此为一次。患者可在早晚各按摩 50 次，坚持一年，不需用药，鼻炎亦可治愈。

【按语】

印堂穴是头面部之奇穴之一，主治头痛、小儿惊风、产妇血晕（《针灸学讲义》），可见此穴能祛风邪；迎香穴主治鼻窦不闻香臭、鼻衄、鼻渊（《针灸学讲义》）。此法点面结合，在鼻的周围进行按摩，能促进其气血运行，充分调动其修复和抗病能力，使病向愈。此法贵在坚持，持之以恒，必能不药而愈。笔者两兄弟少年时都曾患慢性鼻炎，都按家父之传授，行上法按摩疗法，皆治愈了鼻炎。又一友人因长年在空调环境的写字楼工作患上鼻炎，行上法利用每日早晚在乘车上下班时定时按摩，尽管其工作环境如前未变，一年后不药痊愈，至今数年未复发，该友人认为，行此法最关键是坚持，须每日固定时间进行，才能取效。

（邓中光）

腮 腺 炎

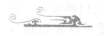

灯心火燋治疖腮（腮腺炎）

【方法】

选取灯心草一根，蘸食用油后在纸上轻轻一搓，使其含油适量，点燃后，对准角孙穴（图1）一点，灯火在穴位上瞬间爆开，发出"啪"的响声后火灭，便是一燋。这就是灯心火燋治腮腺炎之法。

【按语】

治疗疖腮用内服药兼外敷或外搽药，虽然可愈，但时间较长，疼痛减轻的也不够理想。若用此法，宜及时早用。当一侧初起，即于患侧之角孙穴用灯火一燋，只一燋便可以（亦可加服中药，不用其他外治法），往往另一侧便不会发病，而且疼痛减轻较快，若两侧齐发，则于两侧角孙穴各一燋，加服中药，亦易治愈。由于疗效快，故继发睾丸炎者极少。笔者用此法多年，未见失败之病例。

角孙穴，平耳尖，直上入发际处。取穴时可将耳廓按垂直方向为轴线向前屈摺，上耳尖平对的颞颥部入发际处便是该穴。为了火燋方便，可将该穴上的头发剪剃干净，做上记号，用灯火一燋即可。

疖腮一病，由风湿热毒所致，病邪从口鼻而入，壅阻少阳经脉，郁而不散，结于腮部，致使耳部腮颊漫肿实硬疼痛而发病。角孙穴之功效是清热散风、消肿化瘀。此穴不但在少阳三焦经上，而且为足少阳胆经的交会穴，此二少阳经，一者绕耳背而过耳下，一者走耳前而达腮颊；其名"角孙"，是指该穴位在头角，有一孙脉从穴分出屈行下颊，故名"角孙"。在该穴施治，则能同时振奋两经，经脉流通，气血畅旺，郁结之邪得以驱散，"通则不痛"，腮部漫肿疼痛得以消除。此外，角孙穴又是少阳三焦与阳明大肠经之交会穴，虽说此病为温毒之邪从口鼻而入，壅阻少阳，郁结于腮部而成，但"温邪上受，首先犯肺"，所以肺卫亦同时受病。大肠与肺相表里，今阳明大肠经气振奋，则腑气能通，肺能清肃，气机通调，"肺朝百脉"之功能得以保障，从而调动起全身正气以抗邪。可见，选用角孙穴，既能针对病位，又能顾及整体，是针对性较强的穴位。灯心火燋之，一者有"火者散也"之意，用火攻，能散肌表郁结之邪；二者，燋火虽在瞬息之间，但作用时间长，疗效确切。

（邓铁涛经验，邓中光整理）

 # 内外法治腮腺炎

【方法】

1. 取鲜侧柏叶 250g 捣烂，调以鸡蛋清敷贴于患处，每日 2 次。2～3 天可治愈。

2. 生仙人掌一块，去刺、剖开贴敷于患处，每日多次，约每 2h 换 1 次。

3. 六神丸 15 粒，研成粉末水调涂于患处，2 天换 1 次药，保持局部湿润。

4. 口服中药

板蓝根 15g　连翘 15g　款冬花 15g　桔梗 12g　黄芩

10g　夏枯草 15g　蒲公英 15g　白茅根 20g　车前子 20g
甘草 6g

　　每天 1 剂，五碗水煎成 1 碗，早、晚饭后 2h 各服
半碗。

　　对有高热不退和兼有严重并发病者，应送医院诊治。

【按语】

　　中医称本病为"痄腮"，是流行性腮腺炎病毒所致的
急性传染病。主要通过痰沫传染，其特征为腮腺或其他涎
腺的急性非化脓性炎症，一次得病有稳固性免疫力。本病
全年可发生，以冬春季多发，常见于 5～15 岁患者；在同
一地区（或集体）可流行，潜伏期 2～3 周，前驱期短或
没有；发病后，发热（38～40℃），倦怠无力，头痛或呕
吐，偶有颈硬、惊厥等；一般发生于一侧，1～2 日后，
另一侧也肿，局部皮肤紧张发亮，但不发红，局部疼痛。
在腮腺炎期间或腮腺炎前后，可并发脑膜炎和胰腺炎，男
性易并发睾丸炎。

　　本病应与化脓性腮腺炎、颈淋巴结炎、外耳道疖进行
区别。

（李春辉　李树成）

咽喉病

刺血疗法治疗急性咽喉疾病

【方法】

首先了解患者是否有血液病或禁忌证，向患者解释清楚此治法，以取得患者配合。根据具体情况患者可取坐位或卧位，先将耳廓轻轻摩擦揉按令其充血，再进行皮肤消毒。根据病情选取在耳尖、耳轮1、2、3、扁桃体等穴位，用消毒后的三棱针、粗针、缝衣针或注射针头（6号为宜），针刺1～2分深，每穴放血1～5滴；或在耳壳背部找出明显之小静脉，用针刺破，放血2～5滴；亦可针刺少商（图4）、中商、老商（中商、老商穴为经外奇穴，老商在大指端外侧，距离爪甲一韭叶的部位，与少商穴相对；中商在少商穴和老商穴下方中间，离爪甲根一韭叶）、商阳（图5）、十宣等穴位，出血1～2滴。治疗完毕后，再用消毒干棉球压迫止血。

【按语】

热性咽喉疾病的治疗，最早见于《黄帝内经》。《素问·缪刺论》指出："邪客于手少阳之络，令人喉痹舌卷，口干心烦，…… 刺手中指次指爪甲上，去端如韭叶，各一痏"。《灵枢·杂病》又指出："喉痹不能言，取足阳明，能言，取手阳明"。可见针刺是治疗热性喉病最早的和主要的方法。《证治准绳·杂病》在《黄帝内经》治则的基

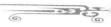

础上，提出了针刺少商、太溪等穴放血以泄热的治疗方法。后世和近代使用刺血疗法治疗热性咽喉病的文献不可胜数。此法行气泄热止痛，对高热不退、咽喉红肿痛甚属实证者取效最快捷（甚至有血出痛减之效），最经济，容易掌握，如与中药同用更是相得益彰。本法适用于急性咽炎、扁桃体炎、会厌炎、扁桃体周围炎、喉炎等。空腹、失水、虚证患者宜慎用，月经期妇女、孕妇和血液病患者忌用。

笔者常用此治法治疗急性咽喉炎症患者，通常采用"一刺（血）二灸（点灸）三服药四含漱"的综合治疗方案，先予刺血（刮痧或拔火罐亦可）和点灸，使其经络疏通，热毒外泄，继而服用中药或中成药，配合局部外用药（含漱、吹药或含服），同时必须安排休息和注意调养。如果患者体温逐步下降而且于次日下午体温亦不反跳，症状减轻，二便通畅，乃为疗效显著之顺证，可继续依法而用，直至痊愈，不必使用西药。这一治法的优点在于针灸疗法能充分调动人体抵御外邪的能力，内服中药既能清热解毒祛邪外出，又能活血利咽止痛，通利二便，较好地改善人体的病理状态，配合局部用药达到内外、标本兼治的效果。该治疗方案疗效迅速，极少出现药物的毒副作用，费用也比较少。空腹患者最好先进饮食再作治疗，以免晕针；如吞咽困难、失水的患者应视其具体情况予以补充体液（或静脉输液）后再使用，可使各种治疗措施都能够发挥最佳效果，避免上述症状持续过久而造成人体正气的耗伤。

（杨启琪）

点灸疗法治疗
急性咽喉疾病

【方法】

首先向患者解释清楚此治法，以取得患者的配合。

本疗法使用周氏万应点灸笔（周氏万应点灸笔是由安徽省名中医周楣声主任医师创制，由中国中医研究院针灸研究所监制，由安徽省天长市寿民灸具厂生产的一种新型灸疗制品，它主要由药笔和药纸组成）进行治疗。治疗时将药纸的药面与穴位的皮肤相紧贴，将用火点燃了的药笔在药纸上对准穴位快速点灼5～7下，注意避免用力不当将药纸烧穿和药笔火球脱落灼伤皮肤，可以穴灸、片灸、围灸、循经灸，灸后可在施灸处的皮肤上涂抹一点薄荷油，药笔用完后放入玻璃套管中灭火。咽喉疾病可以选用耳穴耳尖、风溪、大椎、风门、肺俞、肾俞、命门、曲池、膏肓、足三里、合谷、少商、下颌角周围等穴位，每穴成梅花形点灸5～7下，每日2次为佳，以面色微微变红、身体微微出汗为度，灸后拭去汗液，保暖避风，至少3h内身体勿接触冷水；还应调七情，节饮食，禁食生冷醇酒厚味，房劳尤忌。本法与刺血法同用则效果更佳。

【按语】

点灸疗法集针、灸、药疗于一身，使用方便，无须消毒，疗效快捷，价格低廉。凡属针灸的适应证都可用之，热证并无禁忌，对于各种痛证与炎症疗效迅速，特别是对于需要解表发汗、行气止痛的急性病，其疗效可谓立竿见影，解除患者的痛苦可在顷刻之间。

笔者常用此治法治疗急性咽喉炎症患者，通常采用"一刺（血）二灸（点灸）三服药四含漱"的综合治疗方

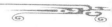

案（见《刺血疗法治疗急性咽喉疾病》），也常常单用点灸法治疗感冒、急慢性呼吸道炎、中耳炎、痈疖、过敏性疾病及各种病证，甚至心绞痛的患者也可获得明显的效果。笔者运用此疗法的体会是：穴位必取耳尖，配合局部、背俞、肢端取穴，注意根据病情的虚实轻重和患者的反应来决定取穴的多少和刺激的强弱，点灸时先上后下、先阳后阴分部位完成，一定要吩咐患者治疗后避风保暖，忌冷饮。

（杨启琪）

疏风清热汤治疗 咽喉部急性炎症

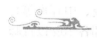 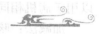

【方法】

组方：荆芥 10g，防风 10g，牛蒡子 12g，甘草 6g，金银花 15g，连翘 15g，桑白皮 15g，赤芍 15g，桔梗 10g，天花粉 15g，玄参 15g，黄芩 10g，浙贝母 10g（常用成人剂量）。

用法：取上述方药，每天 1 剂，用清水 3 碗煎至八分内服，复渣再煎服。3～5 天为一疗程。

【按语】

疏风清热汤是广东省名老中医杨志仁的家传验方，此方由杨志仁的父亲杨梅宾经佛山喉科世医柯师母传授而得，原方本有十四味药（荆芥、防风、牛蒡子、甘草、金银花、连翘、桑白皮、赤芍、桔梗、天花粉、玄参、当归尾、川芎、白芷），辛温辛凉药并用，集疏风清热、活血消肿药于一方，后来杨志仁从临床实践中体会到南方人的咽喉病以热证和阴虚证型居多，且当归味辛性燥，对咽喉有刺激作用，遂将原方当归尾、川芎、白芷三味舍去，加入黄芩、浙贝母，使该方的适应证更广和疗效更佳。此方屡用屡验，历时已有百年以上，自 20 世纪 50 年代杨志仁在编写全国中医喉科教材时公开此方后被历次的全国中医喉科教材所选用。

此方用于风邪外侵，肺经有热之证，表现为：咽部干燥灼热，微痛，吞咽不利，其后疼痛逐渐加重，有异物阻塞感，检查见咽部红肿，悬雍垂红肿，咽后壁淋巴滤泡红肿如颗粒状突起，或有扁桃体红肿脓点；或有声音嘶哑，流鼻涕、咳嗽黄痰等；或伴有发热，恶寒，无汗，头痛，身痛等症状；舌质红，苔薄白或微黄，脉浮数。此方亦可以用于病机相同的其他急性感染（如气管炎、中耳炎等）。

加减法：咳嗽痰多者，宜加前胡、百部各 10g 以宣肺化痰止咳；若声音嘶哑者，宜加千层纸、蝉蜕各 6g 以疏邪开音；若咽干明显者，宜加知母 10g 以清热生津；若有鼻塞流涕者，可加入辛夷花、苍耳子等；视患者大便情况，调整牛蒡子、玄参、天花粉等药的分量；如感受风寒较重、头痛剧烈，亦可采用柯师母原方。

本方使用时要注意其适应证是邪在肺经，属表实证。如有表虚自汗，或体质阴虚，汗出而邪不解者，或有邪在半表半里证候者均非所宜。

（杨启琪）

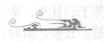

杨氏消痈汤

治疗喉痛

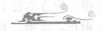

【方法】

组方：蒲公英 15g，金银花 15g，黄芩 12g，连翘

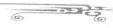

12g，车前草 30g，白芷 10g，浙贝母 12g，玄参 12g，生地黄 15g，赤芍 12g，当归尾 5g，皂角刺 10g，穿山甲 10g，天花粉 15g，桔梗 10g，生甘草 3～10g。

　　用法：每日 1 剂，水煎 2 次分服，体壮、病重者可以日进 2 剂。

【按语】

　　此方乃广东省名老中医杨志仁杨氏治疗喉痈，以及其他痈疮最常用的验方。笔者继承先父经验，在 30 年的临床实践中使用无数次，屡用屡验。杨氏消痈汤是由仙方活命饮加味而成，有清热解毒、活血排脓之功，对痈疮未成脓者能消，已成脓者能溃，无论喉痈的哪一个阶段，都可以用本方加减化裁治疗（据中医耳鼻喉科名师干祖望先生报道，仙方活命饮用于扁桃体周围脓肿，发病 24h 以内者消散率为 100%，发病 48h 以内者消散率为 90%，发病 72h 内者消散率接近 50%）。杨氏在仙方活命饮中加入疮疡要药蒲公英，此药清热解毒而不伤胃气；又重用性味甘淡的车前草以清热利湿排脓，使祛邪之力倍增而不伤正气。在临床使用时，疼痛甚者，可加入延胡索 10g；能喝酒者，可加入白酒一匙效果更好；若大便秘结者，宜加生大黄 12g（后下）以通腑泄热；痈溃后可减去穿山甲和皂角刺。临床经验表明，凡使用杨氏消痈汤内服，配合穴位刺血、局部放脓、含漱、适当补充体液的治法，大多数的喉痈患者都能迅速痊愈。

　　　　　　　　　　　　　　　　　　　（杨启琪）

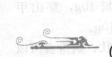

半夏苦酒汤
治梅核气
（慢性滤泡性咽炎）

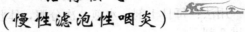
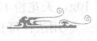

【方法】

法半夏 20g，鸡蛋壳 2 个（连膜洗净压碎），米醋 75g。将上述三药置瓷杯中先泡浸 0.5～4h，然后隔水炖 20～30min（药液不加水），倒出药液，用小吸管慢慢吞咽呷服。每天 1 次，10～15 次为 1 疗程。

【按语】

本法由《伤寒论》半夏苦酒汤改良而成，治疗慢性滤泡性咽炎、喉源性咳嗽有较好效果。饮服时可用小吸管慢慢呷服，令其充分通过咽喉部，同时亦可避免药液接触唇舌引起不适。胃酸过多者慎用。

（吴弥漫）

牙 痛

 指压颊车治牙痛

【方法】

1. 取穴　颊车穴（图1），在面部，当下颌角前下方一横指凹陷中；经验取穴，使患者用力咬牙，在咬肌隆起处取穴，属胃经穴，此处下方为颜面重要咀嚼肌咬肌，分布有面神经、耳大神经、咬肌动静脉。

2. 手法　术者以左手扶持头部，以右手拇指为术指，屈曲指关节，以拇指头叩掐颊车穴，其他四指扶持下颌对侧，以便固定施力，可以用雀啄式叩掐法，一次 3～5min，反复 3～4 次，痛止即止。无人帮助，患者可自行指压。

【按语】

1. 颊车穴主治多种病证，如面瘫、痄腮、牙关紧闭、下颌关节功能紊乱综合征等，但以治疗下牙痛为最重要。用本法治疗牙痛是应急的治疗，在外出旅行或深夜不便就诊时应用，本法常有立竿见影的效果。

2. 牙痛，就适应证言之，主要有两种：一种是因龋齿引起的牙髓炎，系由细菌及其毒素所引起，进一步可以引起根尖周炎。临床表现为牙齿剧痛，可因冷、热饮，冷风吹颊而诱发，痛连脑髓，坐立不安，往来踱步，痛苦万分，往往白天轻而夜间加剧，当转为慢性或感染控制时疼痛减轻。另一种是牙槽脓肿，即牙周炎，是涉及根尖周围的化脓炎症。急性时常有牙根浮起感，发热，局部自发性、持续性跳痛，叩痛明显，局部可见肿胀；慢性时则疼痛减轻。

3. 疼痛严重者，可同时指压合谷、内关，病情控制后，转口腔科专科处理。

（靳士英）

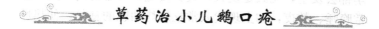

口腔疾病

草药治小儿鹅口疮

【方法】

崩大碗（蚶壳草）、蟛蜞菊（白花者佳，黄花者亦可）、酢浆草，皆用鲜品各等量，洗净后加适量食盐，捣烂绞出液汁，用棉花蘸药液搽洗患儿口腔，同时轻轻擦去附于口腔及舌面上的白色垢苔，尽量去尽。1日搽3～4次。

【按语】

上述草药均有清热解毒、甘酸收敛作用，对白色念珠菌尤有很强的杀灭、抑制作用，且其性味甘寒无毒，用于小儿感染念珠菌引起的鹅口疮，效果甚佳，一般2～3天即可治愈。

（吴弥漫）

细辛敷脐疗法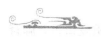 治疗口腔溃疡

【方法】

取细辛2g，研细末，加蜂蜜适量，调成糊状，洗澡后外敷脐部（神阙穴，见图2），外用塑料纸覆盖，保持湿润，再用绷带包扎固定，保留4～6h揭下，1天换药1

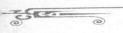

次，5～7天为一疗程。

【按语】

口腔溃疡是临床常见病，且缠绵难愈，西医学认为与机体免疫功能失调有关，不管是女性还是男性，很多人都有过"口疮"的烦恼。口腔溃疡好发于青壮年人，一年四季都会发生，尤其是夏天，昼长夜短，气温升高，人们经常晚睡、熬夜，加上现代人常吃烧烤油腻的食品，使热性体质者更容易患口腔溃疡。临床表现为口腔黏膜上反复出现孤立的、圆形或卵圆形的浅在溃疡，可单发或多发，伴剧痛，一般10日左右可愈。患者言语、进食均感困难，溃疡面多为黄白色、底浅、边缘整齐，周围有红晕及水肿，常此起彼伏。我们用脐部贴敷法治疗口腔溃疡，疗程短，见效快。江苏的孙虹以细辛1g研末敷脐法治疗156例儿童口腔溃疡，1日1次，连续5天为一疗程，疗效显著。多方沿用此法，临床皆取得显著疗效。

敷脐疗法是从患者脐部给药，保留一定时间，通过皮肤吸收使药力作用于人体，产生治疗效果。敷脐疗法属于中医外治范围，它具有疗效可靠、方法简便、廉价安全等特点，故在民间广为流传。脐疗最早见于汉·张仲景《金匮要略》，春秋、战国时代的《五十二病方》及葛洪的《肘后备急方》中皆有肚脐填药的记载，《杨氏家藏方》中也有用"贴脐散"来治疗肾气虚致虚火上炎，从而口舌生疮。

中医学认为，本病多为心、脾、胃热熏发口舌，肺肾阴亏，虚火上炎所致，当以引火归原为治则。临床观察发现，用细辛治疗复发性口腔溃疡有明显疗效。细辛气清而不浊，芳香最烈，故善降浊气，生清气；又能开结气，以上达巅顶，旁达百骸。药理研究表明，细辛水煎液有表面麻醉作用，局部涂搽，可止痛活血，促进溃疡愈合。神阙

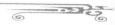

穴贴敷，可引热下行，引火归原，故口腔溃疡可愈。

肚脐，穴名神阙（图2），乃五脏六腑之根，神元归藏之本，是神气升降出入、变化消长的地方，是任脉中一个重要的穴位。任脉与督脉、冲脉、带脉等相连，总任全身气血，内通十二经脉、五脏六腑，外联皮肉筋骨、四肢百骸，故脐和诸经脉相通，阴阳相济，起着调节各脏腑生理活动的作用。

从中医学理论看，脐部给药有利于归经，药物得以循经直达病所，达到祛除病邪，扶助正气，康复机体的目的。从西医学的角度看，脐在胚胎发育过程中是腹壁最后闭合处，比其他透皮给药部位更有利于药物的渗透吸收。脐部表皮角质层薄弱，屏障功能最弱，药物最易穿透弥散；且皮下无脂肪组织，皮肤各筋膜、腹膜直接相连，脐部的皮肤除微循环外，脐下腹膜还有丰富的静脉网；且脐部凹陷形成隐窝，药物敷贴后形成自然的闭合状态，药物得以较长时间存放，这些均利于药物穿透皮肤而被吸收。美国 Y. W. chien 的研究表明，药物经脐部给药的生物利用度是前臂给药的 1～6 倍。现代数学理论证明，脐位于人体的黄金点，是调整人体的最佳作用点。在临床上，通过药物对脐的刺激作用，以激发经气，疏通经络，调和气血，调整脏腑的阴阳平衡，从而达到治病的目的。可见，脐疗是一种独特的药物治疗方法。

注意事项：大出血、骨折、过敏体质、脐部周围湿疹、脐疝等，不宜用敷脐疗法。不宜使用对皮肤刺激过强的药物，小儿敷脐时间不宜太长。敷脐期间嘱患者密切观察，如有痒感、灼热感应及时取下，一旦出现脐部皮肤破溃，可涂甲紫，并暂时停止治疗。

（邹 旭 陈 晶）

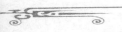

内外法治口腔溃疡

【方法】

内服中药：黄芩 10g，黄连 6 g，干姜 3g，参花 15g，蒲公英 15g，山药 30g，党参 15g，白术 15g，茯苓 15g，甘草 9g，法半夏 9g，1 天 1 剂，可随症加减。

外用法：每晚睡前用饱和盐水点洗患处后即用珍珠末少许放在溃疡患处，也可每天 2～3 次，一般 2～3 天即可治愈。

【按语】

本病发生于口腔黏膜各部，常发于唇、舌边缘、舌尖、舌腹及两颊黏膜；溃疡一般为 1～3mm，圆形或椭圆形，表面覆有黄白色假膜，边缘有红晕；单个或数个，孤立散在性分布；自觉烧灼痛，进食说话时加剧，唾液分泌增多；轻者 1～2 天自愈，愈后不留瘢痕。亦有延期较长到 10 多天或反复发作。

注意：在治疗期间均以半流质饮食，以免溃疡面受损影响疗效。

（李春辉　李树成）

误 吞

 炭粉拌粥治吞钉

【方法】

1. 白黏米粥一碗（稠稀适中），加入炭粉一大汤匙拌匀，一次尽量喂服。

2. 上述炭粉粥服后半小时，即服蓖麻油或麻油3茶匙。

【按语】

广州中医药大学张景述教授曾会诊一例误吞螺丝钉的10个月大的男婴。婴儿将1枚六角形螺丝钉（钉头大约为 2.5cm×2.5cm×0.8cm，钉长 4cm），抓进口里，随即吞下，卡在胃里，进退不得，时剧痛惊叫，恶心呕吐。经某军区医院治疗观察未效。X线检查：螺丝钉卡在幽门部，随胃之收缩而左右摇摆，由于螺丝钉体大，始终未能通过幽门而发生上述一系列症状。第三天患者高烧烦躁，惊叫抽搐，饮食难下，睡眠不安。军区医院一再会诊，认为患者年龄太小，难以接受全麻手术，且高热抽搐，恐怕下不了手术台。决定请中医会诊后再考虑手术。张教授应邀前往会诊，处以上法，（因医院只有骨炭粉，故用骨炭粉代炭粉。）服后约 10h，螺丝钉粘满炭末，自肛门顺利排出，各种症状逐渐缓解，继续服中药数剂，热退而愈。

此法看似简单，但非常有效，米粥入胃，缓和了螺丝钉对胃壁的刺激，疼痛自然减轻，痉挛抽筋之症状得以缓解。胃得米气，其蠕动和排空的功能亦得以恢复，加上粥中之炭粉能黏附在螺丝钉上，把有棱角的螺丝钉改变成外形较圆滑的形状，再加蓖麻油作润滑剂，使已经改变形状的螺丝钉能顺利地通过了幽门、肠道，从肛门排出，使病婴得愈。

张教授此法实受明代《疡医大全》之启发。《疡医大全》有如下一些记载：①一方治吞金，用羊胫骨烧焦研末9g，米饮调下，从大便出；②一方治吞铜钱，用羊胫骨炭粉煮粥食之；③一方治吞金银铜铁锡，用猪板油同青菜煮食自出。此外《验方新编·误吞诸物》言："误吞铁器，用炭皮研末，调粥二三碗食之，炭末即裹铁器由大便而出，神效第一方也。"从上述两书所载来看，用骨炭粉和木炭粉效果是相同的。可能《疡医大全》的药方来源于北方，因为北方或西北方多羊；《验方新编》的药方来源于南方，因为南方多木炭，炭皮更便于研末，故用炭皮。

（邓铁涛　邓中光）

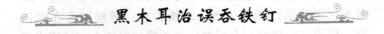

黑木耳治误吞铁钉

【方法】

取黑木耳100g，用温水泡开，再用油盐酱醋调味炒熟，一次尽量多食或食完，使铁钉从大便排出。

【按语】

此法来源于《中国中医药报》2005年7月18日第8版"读者来信"专栏，介绍王维㴋、王金东用此法治疗一名6岁男童，他在玩耍中不慎误吞7枚鞋钉，经用上法治疗，第二天午后大便，见7枚铁鞋钉全部穿入木耳中随粪便排出。并强调此法距吞钉的时间越短越好。笔者分析，木耳经水浸泡，则膨松胀大，饱食于胃，则使铁钉易纳入其内而避免刺伤胃肠。而且其表面有润滑的黏液，能"润燥利肠"（《药理切用》），加之食油调拌，更易滑肠通便，故能载铁钉从大便排出。

（邓铁涛　邓中光）

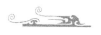 ## 发菜治疗幼 儿误吞石案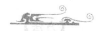

【方法】

邓铁涛教授经验：用发菜一两煮稀饭三两，加适量香油，喂服。

【病案举例】

杜某，女，1岁4个月。2004年10月29日下午5时患儿在沙地玩耍时拾一晶莹透亮的小石，便吞入口。当时无不适，至晚间12时许，开始哭闹呕吐，大约半小时1次，呕吐为当日所吃食物。夜晚就诊深圳市儿童医院急诊外科，X片示：0.8cm×1.0cm异物嵌在十二指肠处，以肠梗阻留观，并嘱必要时须手术治疗。至次日凌晨6时许，呕吐次数减少至每1小时1次。9时许遵邓老医嘱，用发菜一两煮稀饭三两，加适量香油，喂服。中午12时又喂服1次。下午4时许排出石头，见棱形石头被发菜缠绕。

（杜少辉）

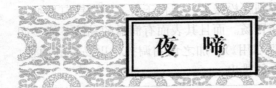

夜 啼

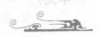
琥珀末敷
脐治小儿夜啼

【方法】

取琥珀末 10g，用双层医用纱布袋将琥珀末装入封口，待临睡前敷于小儿肚脐（神阙穴）上，外用胶布稍加固定，次日早晨取下。一般 2 至 3 次取效。

【按语】

此法是安徽中医学院第一附属医院主任医师徐经世名老中医的经验。琥珀为古代松科植物的树脂埋于地下经久而成。其性味甘平，入心、肝二经，能镇静安神、通淋化瘀。多用于内服，很少外用。今徐老用于敷脐治病，实是另辟一径。徐老认为：脐有三孔，一大二小，称之脐眼，内有脐动静脉，连同五脏六腑，四肢百骸，可作为内病外治的最好穴位。特别是 10 岁以下的小儿，其脏腑功能较弱，称为娇脏，应顺其势，采用外治法，较为妥善（关于敷脐疗法的机制，上文"口腔疾病 细辛敷脐疗法治疗口腔溃疡"另有阐述，可供参考）。

徐老曾治疗一位 4 岁小儿，因受惊连日夜间啼哭不安，徐老嘱其家长用上法治之，第二天患儿家长告之已能安睡而未再啼哭，嘱再用两天以巩固疗效。徐老还用此法治疗小儿肩部不自主耸动（多动症）和睡眠不宁，易于惊醒等症，均能取效快捷，疗效显著。

（邓中光）

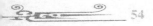

蝉蜕治小儿夜啼

【方法】

组方：蝉蜕 10～15 只，大枣 1 枚。

用法：以上同煲水代茶饮，或睡前喂服。

【按语】

婴儿白天能安静入睡，入夜则啼哭不安，或时哭时止，或每夜定时啼哭，甚则通宵达旦，称为夜啼。多为心经积热所致。蝉蜕又名蝉衣、蝉壳，其味咸、微甘，性寒。具有散风热、透疹、定惊的功效。《本草纲目》上记载蝉蜕说："治头风眩晕，皮肤风热，痘疹作痒，破伤风及疔肿毒疮，大人失音，小儿噤风天吊，惊哭，夜啼，阴肿。"民间以蝉蜕治疗夜啼应用已久，疗效良好。当然首先应排除引起小儿不适的其他原因，如过冷过热、饥饿或疼痛等。

（邓铁涛经验，郑洪整理）

落 枕

【方法】

让患者采取端坐位，医者站在患者背后施治，按摩手法分3个步骤完成。

1. 用拇指指腹或大、小鱼际在患者患侧的颈肩部做上下、来回较大面积的推、按、摩、擦（为避免摩擦引起患者的皮肤损伤，可先在患处抹上按摩油膏或爽身粉），手法宜轻，动作要柔和，务使患侧肩颈部的皮肤潮红有热感。

2. 在患部寻找痛点，落枕之人，在患处必有一个或数个痛点，痛点之下多有筋结，这是由风、寒、湿、热、瘀等邪气痹阻经脉，肌肉痉挛收缩而致。筋结形成后，必痹阻不通，不通则痛。当寻找到痛点后，便用手指对痛点的筋结进行提、捏、弹、拨，点、揉、推、按，各种手法可交替进行，由轻渐重，再由重渐轻，施行手法时间视病情轻重而定，务使其筋结变软松解，疼痛消失。

3. 收功手法　可用掌背拍打患侧肩颈背部，此法可与第1步的手法相结合，交替各做二三次便可收功。

【按语】

落枕一病，虽不是大病，但能给患者造成很大的痛苦，特别是急性发作时，疼痛令人坐卧不宁。发病初期，若能以此法及时治疗，其效神速。

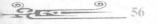

【病案举例】

我校一中年教师曾落枕，因前一天晚上休息不好，加上感受风寒，第二天起床便觉右侧肩颈部疼痛不适，前往卫生所诊治，予以索米痛片、吲哚美辛及维生素 B_1、维生素 B_{12} 等处理，但症状未见缓解，反越痛越剧，头颈部活动受限，遂上门找余要求中药治疗。到诊时，见其头颈向右侧歪斜，左手搭肩扶颈，颈肩上贴满镇痛膏，其状甚为痛苦。余边安慰边给他施行上述手法，由轻到重，大约半小时，其疼痛已缓解，头颈部转动自如。于是，他又要求吃些中药以巩固疗效。余答曰："病痛已除，只要慎避风寒，无须服药"。遂高兴而去。追踪 1 周，病无复发。

（邓铁涛经验，邓中光整理）

五龙指针治落枕

【方法】

取穴：绝骨（图 9）、中渚（图 5）、大椎（图 3）。

操作：患者取仰卧位，医师以点压法配点揉法于患者双侧的绝骨穴（悬钟穴）施术各 3min。

医者用拇指点压法于患者中渚穴（患侧）并用食、中指在掌侧相对用力紧捏（拿），以患者有明显的酸、胀、麻感并向上之传导为度。同时令患者活动颈部，若活动自如，疼痛消失即可，每次 2min，做 3 次。

患者取坐位，医者用点揉法在大椎穴施术 1min，然后施点擦法于整个颈部，历时 5min。

【说明】

落枕，多因风寒之邪外袭、睡眠时体位不正或颈部过度疲劳，以致气血运行不畅、经络阻滞、经筋拘急而成此病。

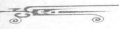

五龙指针用于绝骨穴：据《针灸甲乙经》记载，绝骨穴是"足三阳络"，即足太阳、足少阳、足阳明之大络。因足三阳经都循行于颈项部，足少阳经脉循颈至项上头，绕肩胛；足太阳循经下项，挟脊抵腰中，为诸经之藩篱，主一身之表；足阳明行于头面项部，又为多气多血之经。根据"经脉所过，主治所及"，及"上病下取"之法则，取刺激本穴，可使五龙指针感循经上达肩部及颈项部，宣畅三阳经脉之壅滞，通经活络，疏散风寒，使经脉通畅，气血调和，则颈项强痛、活动受限等症状消除，落枕即愈。

五龙指针用于中渚穴，是根据"荥输治外经"的原则，本穴主要治疗三焦经的经脉所过部位的病变。三焦经脉起于无名指的尺侧端，循臂之外侧上行至肩项部，到达头面部的耳、目、面、颊、额等部位。三焦之火易于在循经上扰时引起眼、耳、咽喉、头部疾患。三焦属相火，中渚穴为火经中之木穴，木能生火，故为本经之母穴，若取五龙指针刺该穴则釜底抽薪，邪火得平，三焦郁热自解，而诸症可愈。

中渚穴为三焦经之输（木）穴，《难经·六十八难》道："俞主体重节痛"。故本穴又可用于治疗风寒之邪袭于少阳经脉所致的颈项肩背沉重、疼痛及活动受限的落枕病。取其"经脉所过，主治所及"之意。选用中渚穴，因其属木应肝，肝主筋，又有疏通气血、舒筋活络，达到"通则不痛"的目的。

五龙指针用于大椎穴：落枕多因睡眠体位不正，风寒之邪外袭，气血运行不畅，经筋阻滞而致。大椎穴为督脉与三阳经之会穴，取刺激大椎穴可疏通督脉与三阳经之经气，并有发散风寒，疏通经筋的作用。此外，大椎穴治疗落枕又为近局部取穴法，所谓"经脉所在，主治所在"，取刺激大椎穴可直达病所，同时活动局部，使壅滞于颈项部的三阳经邪气得以宣散。经气通畅，气血调和，则病当除。

总之，一个落枕，三管齐下，集中优势兵力，每每治疗时，只要是急性期，可谓100％有效，最多3次痊愈。

（施安丽）

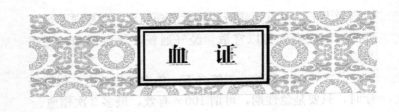

血 证

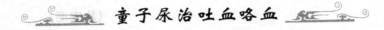

童子尿治吐血咯血

【方法】

取 10 岁以下健康男童之尿，以 5 岁左右为佳，去头、尾，取其中段尿。即取即饮，徐徐下咽，日服二三次。能同时送服止血散（自拟验方：血余炭、煅花蕊石、白及末、炒三七末，等份共为极细粉末而成）或云南白药，则疗效更佳。

【按语】

大凡吐血、咯血，多为气滞血瘀、火热上攻。童便能引火归原，因浊气下行，气火得下则血归其位。《本草纲目》指出："凡人精气，清者为血，浊者为气；浊之清者为津液，清之浊者为小便。小便与血同类也，故其味咸而走血，治诸血病也。……又吴球《诸证辨疑》云：诸虚吐衄咯血，须用童子小便，其效甚速。盖溲溺滋阴降火，消瘀血，止吐衄诸血，……每用一盏，入姜汁或韭汁三十二滴，徐徐服之，日进二三服，寒天则熏汤温服，久自有效也。"

据《中药大辞典》有关临床报道：治疗肺结核病咯血，取 12 岁以下无病男童或患者本人的新鲜中段尿加糖调味，趁热服，每次 150～300ml，日服 2 次，血止后连服 2～3 天，巩固疗效。据 24 例观察，服后有 22 例血止，平均为 2.8 天。又有治疗溃疡病胃出血，童尿每日 2 次，每次服 100ml，共治疗 83 例，有效率为 97.6％，但对肿瘤出血无效。

（邓铁涛　邓中光）

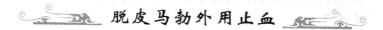

脱皮马勃外用止血

【方法】

（一）剂型制备

1. 马勃粉（马勃孢子）　将马勃剥去顶部包被，挖出内容物，筛出孢子，高压消毒即成。

2. 马勃絮垫（马勃菌丝海绵）　将马勃除去包被，切成厚薄大小不同的块状，高压消毒备用。

3. 马勃绷带及马勃纱布　用 45％乙醇加入适量马勃粉，使之成为 4％马勃混悬液，随将绷带或纱布浸入，浸透后取出挤去液体，干热消毒备用。

（二）用法

1. 用于外伤出血　对于切伤、挫伤、刺伤等出血，可用马勃粉撒布或马勃絮垫、马勃绷带、马勃纱布包扎。据 467 例观察，有效率占 97.8％。

2. 用于口腔科止血　拔牙时牙槽窝出血，放置马勃絮垫填压即能止血；口腔黏膜因外伤而呈粉碎性撕裂所致出血，缝合困难者；或牙龈渗血，创伤面暴露者，以马勃粉撒布，用纱布压迫亦能止血。由于马勃絮垫不能完全被组织所吸收，故不能组织内埋藏止血或死腔填塞之用。

3. 用于鼻出血　取马勃絮垫放于出血点上，轻轻加压。据 113 例观察，109 例皆获良效。

【按语】

上法摘自《中药大辞典》马勃条之"临床报道"，认

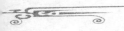

为马勃具有抑菌作用，可防止感染；用于止血，可避免大块缝扎组织及由此引起的组织坏死、继发感染、再出血等。

《本草从新》指出："每凡用寒凉药敷疮者，虽愈而热毒内攻，变生他病，为害不小，唯马勃辛平而散，甚为妥当。"

据说"马勃"一名由来亦与其上述功效有关。传说一个名叫马勃的放猪娃，"有一回在山上砍柴，一没留神，腿被刀砍了，血流不止，此时见身边地上有个大灰包，急忙用它按住伤口，当时就止住了血，过了几天，伤口就长好了。以后不管手划破了，还是脸碰破了皮儿，均找大灰包来治。此法传开后，凡是有外伤者就去找马勃治疗，找不到马勃本人就到山上找大灰包。日子一久，"马勃"便成了大灰包的名字。（刘建英．马勃的由来［C］．北京：中国中医药报，2005，7．）

（邓中光）

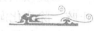

咳 喘

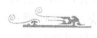

蛤蚧治体弱
反复感冒咳嗽

【方法】

取生蛤蚧1只，竹片开肚除去内脏，剥皮去头足，取其肉和尾与瘦猪肉适量，剁烂、调味后蒸熟食用。

【按语】

蛤蚧，味咸性平（李时珍《本草纲目》），有补肺、定喘止咳、益气补肾功效，近世治劳损萎弱，气阴两虚者宜用之。对虚性气喘咳嗽有效。

笔者曾于广西工作，其地多产蛤蚧。因小儿年幼体弱，常反复感冒，咳嗽。当地人介绍1日服食1次，连服几次后，精神好转，胃纳增加，感冒减少。

若生蛤蚧不易找到，也可用干品。凡用去头足，洗净炙令黄色，熟捣为末（《本草纲目》），每次用2g，按上方法服用。

注意：外感热证勿服。

（刘润珠）

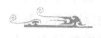

邓氏咳嗽方治
呼吸道感染咳嗽

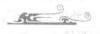

【方法】

邓氏咳嗽方药物组成：金银花15g，桑叶10g，连翘

10g，玄参10g，百部10g，冬瓜仁6g，苇茎30g，千层纸10g，仙鹤草15g，芒果核30g，薏苡仁30g，甘草5g。用净水750ml（三碗），煎煮为200ml（大半碗）；复渣用净水500ml（两碗），煎煮为200ml（大半碗）。1天1剂，复渣1天两服。

邓氏咳嗽方，又名邓氏呼吸道感染咳嗽方，功效清肺止咳、除痰化湿，主治上呼吸道感染（上炎）、下呼吸道感染（支气管炎、肺部感染）证属内热（包括湿热）者。

加减：咳嗽甚者、损伤咽喉、支气管黏膜，痰带腥味或有血丝，可加鱼腥草15g、七叶一支花15g；咳嗽痰稠、排痰困难者，加浙贝母15g、浮海石10g；老人咳嗽兼气促者加莱菔子15g、紫苏子15g。

【按语】

邓氏乃全国名老中医邓铁涛教授，此方是他治疗外感咳嗽，治疗失当，或不注意忌口（如咳嗽初起饮了鸡汤、猪肉汤之类），外感传里者。

此方曾治疗一位姓刘的医师，男，39岁，1992年1月30日因一月内反复咳嗽低热就诊。由于患者1991年底因感冒鼻塞，咽喉疼痛，未有及时治疗，仍然劳累工作，又餐饮肉食酒水过多，症转咳嗽，呼吸道分泌物增多，痰黄浓稠，排痰后稍舒适，每隔数小时即咳嗽排痰。1992年1月22日起，发热38.6℃，全身乏力，咳嗽加剧，痰带血腥气味，检查X光全胸正侧位片意见：拟支气管炎。请广州中医药大学一附院呼吸科梁主任诊治，认为X光片已显示有渗出改变，实为间质性肺炎，即中医所谓的"外感传里证"。患者懂医学，请求使用抗生素消炎，氨苄西林4g，每天静脉滴注，连用4天，咳嗽浓痰减少，发热退，但冷汗出，头晕，几不能站立，停氨苄西林静脉滴注，改口服先锋6号，每次0.5g，1日3次。兼服沐舒坦一次 2 粒，1 日 3 次、舒氟美等，1 次 1 粒，1 日 2 次。服后出现胃肠反应，纳差欲吐，腹胀便结，腰膝背痛，全身不适，转而求诊中医，请邓铁涛老师把脉处方。

邓铁涛老师曰："咳嗽是最常见的，比较易治有时又极不易治的一种病证。说它易治，如感冒咳嗽，按四时感冒辨证论治不难治愈。说它难治，除了如肺部病变如结核、肺癌等难治之病有咳嗽之外，有时外感咳嗽治疗失当，或不注意忌口（如咳嗽初起饮了鸡汤、猪肉汤之类）往往 20 多天以至一二个月不愈。凡治咳嗽，只知消炎而不分天时，不知地理者，难治此等咳嗽。"

患者脉寸浮关尺弱，舌红苔厚腻。寸脉浮提示病位在肺，表证尤存；关尺脉弱提示脾肾气虚，西药过多所致。舌红苔厚腻，提示脾胃内有湿热。治宜止咳除痰，清热透表，益气化湿。即以上述处方治之。服后第一天感觉是原服用西药后口苦、口干感有所减轻，汤药口感好，但仍然咳嗽痰多。第二、三天排痰容易，第四天咳嗽痰涎减少。效不更方，再服 3 剂，并停服所有西药。停服西药后，咳嗽又略有反复。由于久咳，损伤支气管黏膜，咽喉有腥燥感，在处方中加千层纸 10g，仙鹤草 15g。仍然停服西药，但炎症如何控制？后又听取呼吸科梁主任意见，加鱼腥草 15g，如是者以邓铁涛老师方为基础，又服中药 1 周，下呼吸道感染所致的咳嗽痊愈。

此后，邓氏咳嗽方又成为刘医师临床治疗咳嗽常用方，诊治大量外感咳嗽患者，清肺止咳除痰化湿疗效确切。又有胸膜炎咳嗽、气胸咳嗽、过敏咳嗽、慢性支气管炎咳嗽证属内热（包括湿热）者，服之甚效。还有两位系统性硬皮病、肺局部纤维化患者，需要长期使用激素治疗，咳嗽时服用此方，也有阶段性效果。

（刘小斌）

拍打背脊治疗
外感风寒风热咳嗽

【方法】

使患者平坐，双手按膝，使脊背挺直，医者用食指及中指按压患者胸椎，以分辨背脊中线，医者双手放松，两手掌摊开，先用双手轻轻拍打患者背部（切勿拍打胸椎），先拍双肩、双肩胛骨、肺门，一直拍至肺底近肾区（自肩至肺底左右掌共拍打12下），也可轻拍双侧胸肋，如是者反复共拍打7次，力度由轻到重，重力拍打以听到像拍打空瓶般回声为准。但是拍打双侧胸肋要轻拍为主。最后医者要摊开十指，双掌轻压患者肩臂，用力向下扫擦患者整个背区，反复扫5次（用意疏通拍打后的背部各经络的气血）。此时患者会感到浑身暖和、微汗出、呼吸深沉和顺。

【按语】

外感患者，每多咳声重浊，这是因为肺气不宣，热积于内，使肺弱无力难以把肺部痰液顺利吐出。拍打背脊一方面可刺激肺膜，使肺部气血流畅；另一方面可改善督脉、华佗夹脊、膀胱经、小肠经及胆经气血的循环。拍打背脊最主要目的是要拍打膀胱经之风门（图3）、肺俞（图3）、厥阴俞（图3）、心俞（图3）、督俞（图3）、膈俞（图3）、肝俞（图3）、胆俞（图3）、附分（图3）、魄户（图3）、膏肓（图3）、谚谵（图3）。再者拍打肩臂，可拍打小肠经之肩中俞（图3）、秉风（图3）、肩贞（图5）及胆经之肩井（图3）。拍打时，十指张开，发力在腕，腕关节要灵活，力要轻巧，用掌腹接触患者背脊肌肤（手掌劳宫穴不接触患者的肌肤为度），拍打频率为1min120次。

本文介绍的拍打背脊治疗外感咳嗽的方法，有别于王之虹、严隽陶主编的《中国推拿大成》内所提的拍背法（此法患者用俯卧位，医者以单掌拍击脊柱正中，由大椎至胃俞，反复叩拍 1～3min，或以双掌分置脊柱两侧，自上而下，反复叩拍）。本文所介绍拍打疗法由前厦门中医院院长陈应龙所传，陈老是经民间医师处承传过来，那是南宋岳家军在军中流传的一种自身拍打疗法，其拍打医治范围遍及双手、双脚、头、颈项、前腹、胸口、背及腰等各部位病变，其拍打法分自身疗法与施治疗法两门，上述介绍拍打背脊只是施治疗法的一部分。

外感咳嗽，风寒者，宜散寒解表；风热者，则清热透表。拍打背脊可刺激到相关的穴位以达解表散寒及透表散热作用，拍打风门、附分可疏散风寒；拍打肩贞、肩中俞、肺俞、督俞可透表宣热疏风。其中拍打秉风、肩中俞、风门、肺俞治咳嗽；拍打肩井可豁痰；拍打肺俞治痰涎壅塞；拍打厥阴俞治咳逆；拍打胆俞可治寒病汗不出；拍打膈俞、谵谐可治热病汗不出。此外拍打背脊又可治哮喘；拍打膈俞治喘息；拍打魄户、膏肓、肺俞可治哮喘。

笔者认为，一般外感咳嗽、汗不出、喘息及肺气肿，哮喘均可以上述方法拍打背脊以舒缓咳嗽。因为所拍打之处包括督脉、华佗夹脊穴、左右足太阳膀胱经（与肾经相表里）、小肠经（与心经相表里）、胆经（与肝经相表里），因此能调五脏六腑。

【病案举例】

病例一：劳某，女，54 岁，在乘火车回家途中，因旅途疲劳，又在车厢中受空调寒气所侵，加上邻座客人有流感现象而不断的打喷嚏及咳嗽。女患者来诊时见恶风怕寒，气喘，声音嘶哑，不停顿咳，诊断为伤寒咳嗽。曾采用针灸治疗两次，唯喘息未平，寒汗不出，遂采用拍打背脊，主要拍打大椎四花穴以解顿咳（四花穴最早载于《经

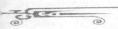

外奇穴编》），患者即见汗出喘平，声音恢复清晰，随后三次拍打背脊，诸症消失。

病例二：刘某，男，76岁，有器质性心脏病，见短气、喘息症状，要靠吸氧帮助呼吸。来诊的目的是针灸治疗肝硬化腹水，针灸三次肝硬化腹水现象改善，虽然每次均针灸肺俞配尺泽、大椎配孔最、鱼际，但喘息未平。遂采用拍打背脊，患者即见气血调和，心情舒畅，未几即见喘息平和。当再次来诊已经不需借助氧气帮助呼吸，并要求每次针灸治疗要配合拍打背脊。随后每次拍打背脊时即不再喘息，气短情况亦有改善，心肺脉象也恢复正常。

（劳沛良）

艾灸背脊三伏日穴治小儿久咳、哮喘

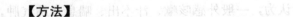

【方法】

使患儿俯卧于其母腿膝之上，露出脊背，医者以艾条温灸背脊相关穴位，医者右手以大拇指、食指及中指垂直握住已点燃的艾条，并伸出小指来调节所握艾条所对穴位的高度以便控制艾火的温灸火力；医者以左手食指放于相关温灸穴位的旁边，可直接感觉温灸穴位的热力，以防患儿受艾条热力过度而熏伤皮肤（小儿通常对热力感觉较迟缓，同时不能明确表达是否过热，还有一些小儿会过早啼叫过热而降低应有的疗效）。

温灸所选穴位与三伏日贴药所取的穴位相同，故称为三伏日穴，即双侧肺俞（图3）、心俞（图3）、定喘。以艾条温灸6个穴位，各三遍（以患儿每穴位有灼热感为温灸一遍）。

咳　喘

【按语】

小儿因受寒致冷哮，或服用中西医药不当致虚喘、或肺热痰涎壅塞致实喘，三证均适合采用本法治疗。笔者家族有哮喘的病史，先是笔者曾于少年时每隔两年均会因种种原因诱发哮喘，本来只是冷哮，因家人于年幼时多以西药治疗，加上外感风寒袭表，又变成虚喘。后来遇上恩师陈耀南老师，施以艾灸背部之三伏日穴位后体质逐渐恢复，随后再没有发病。

另外笔者的儿子幼时因曾多次患肺炎，当时笔者尚未学医，只有让孩子吃西药，后来又被染上家父的肺痨病，及后习医，便以艾条温灸儿子背部三伏日穴，配合内服中药，另针大椎（先补后泻），配肺俞（图3）、膏肓（图3）、肾俞（图3）、中府（图4）、关元（图2）、足三里（图6）（各穴轮流取用，用补法），孩子常发之肺炎及痨病不到两年便被治愈，后来久咳再也没有复发。

艾灸背脊三伏日穴来治疗小儿哮喘是受三伏日穴位贴药的影响，三伏日贴药治哮喘功效显著，这是不容置疑的。非独是小儿，现代都市人工作繁忙不一定能依时采用此法治哮喘，但艾灸背脊三伏日穴可全年进行。虽然说冬病夏治，治疗哮喘最好是在夏天进行，但病发时不用拘泥于冬夏而错过治疗时间。20世纪50年代厦门中医院针灸科，除了采用三伏日穴位贴药治疗哮喘，平常则多采用本文所介绍的艾灸温灸三伏日穴。此法是恩师陈耀南承袭师公陈应龙（前厦门中医院院长）的经验，简化了三伏日穴位贴药疗法，以便一般医护人员均可解决季节限制以温灸三伏日穴治哮喘。

此法适合治疗冷哮（凡遇冷则发，痰清稀色白，口不渴者），但对热哮不太合适（凡有气喘身热，痰黄稠而黏，口渴思饮者），对喘症不论虚喘（凡动身即喘，中气不足，

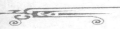

气从脐下直冲而上，痰喘不绝者）或实喘（凡痰多稠黄，胸闷气促，大便干燥者）均合用。

实践中，凡冷哮者，加温灸大椎（图3）、涌泉（图7）（调节人体阳气阴气）；虚喘者，加温灸关元（图2），中脘（图2）（补益元气）；实喘者，加温灸膻中（图2），鸠尾（图2）（以宽中），另温灸足三里（图6），丰隆（图6）（以祛痰阻）。虽然心俞（图3）被《针灸大成》列入禁灸穴中45穴之一，但笔者认为有些禁灸穴灸治很有疗效，要注意的是：宜采用温灸法，别使用直接灸法。温灸心俞可治体弱，梦遗，温灸鸠尾可治胸满、咳逆及癫痫。

此外，此法别于温针灸法。温针灸法是毫针进针体内后，于针头加艾炷燃烧，取艾火之热传于针下，是针上加灸的方法。此法亦见于《伤寒论》中，既能宣通气血，又能温通经络。此法宜于治寒滞经络、气血痹阻的患者。

【病案举例】

病例一：冯某，男，3岁半，因父母两人嗜烟，尤其母亲于怀孕期未戒烟，导致婴儿先天心肺功能不足，出生后一岁半左右即发现有哮喘症状，被诊断为哮喘，施以艾灸背脊三伏日穴加中脘、足三里，哮喘得以控制。施术十次患儿体质有明显改善，随后教其父母回家多为小儿轻抚全身，刺激其皮络以影响到体内经络，从而达到治疗的目的（由于小儿是纯阳之体，一般温灸次数不宜过多，大可先温灸10次，随后每半月温灸1次，一般不出半年身体会大有改善）。一年后随访，得知小儿哮喘没有再复发，随后鼓励患儿习泳以强身，以后再没有听到他有咳嗽或哮喘出现。

病例二：陈某，女，65岁，长年哮喘，属虚证，体虚气弱兼伴有多年肺结核。多年来患者反复以中西医治疗其哮喘及肺结核，但未见成效，并每于受凉后诱发哮喘。来诊后，施以艾灸条温灸背脊三伏日穴，并加温灸关元、中脘，以补益元气；温灸双侧膏肓穴及大椎四花穴（为经外奇穴），以疗其痨病；定时温灸，患者日渐康复，春冬季节哮喘再也没有发作。

温灸的适应证为寒证、虚证，尤其适合有慢性病证患者，其治疗大则是"寒者温留之，虚者补充之，陷下者灸之"。

（劳沛良）

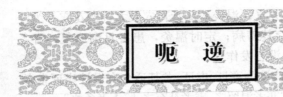

呃　逆

 平逆汤治疗顽固性
呃逆与呕吐

【方法】

白芍 30g，延胡索 30g，姜半夏 10g，生姜 2 片。水煎法，一匙一匙慢慢服用。

【按语】

本方系浙江省国家级名老中医李学铭主任医师的经验方，主治顽固性呃逆、呕吐。

方中白芍味苦、酸，性微寒，能缓急止痛，养阴平肝；延胡索味苦、微辛，性温，善活血散瘀，行气止痛。二药相合，平肝和胃，解痉止痛。浙江省已故名老中医杨继荪用白芍与延胡索二药治疗顽固性呃逆，一剂即可获奇功。李学铭主任医师在杨老基础上加上姜半夏和生姜以增强和胃、降逆、止呕的作用，予以治疗顽固性呕吐，疗效颇为令人满意。

【病案举例】

某女，40 岁，食道癌术后 3 月，术后一直恶心、呕吐，每天静滴盐水维持生存，身体极度衰弱，检查未见肿瘤复发和转移。予以平逆汤治疗，当晚就进食半碗稀饭。续服 1 剂恶心、呕吐尽除。

（骆仙芳　王　真）

意念转移法治呃逆

【方法】

1. 嘱患者两手紧握拳，置于两侧腰旁，双腿向两侧外分开与双肩齐宽，并做下蹲状，如练武术者扎马姿势。

2. 患者张口向前、向下，大哈气三次，然后用嘴贴在左手掌心，用力向掌心吹气，再将左手掌心贴在患者自己的脑后枕部，左右手如是交替各3次，一般患者均可自愈。

【按语】

呃逆，是人体膈肌的阵发性痉挛，伴有吸气时声门突然关闭，因而发出一种短促而特别的响声，轻者一般短时间可自愈。但也有延至数日乃至数周者。健康人受精神刺激后、或快速吞咽、或食干燥食物后少饮水也可发生，也见于腹腔手术后或某些疾病。诱发原因较多，但大致可分中枢神经性和周围神经性两类。

【病案举例】

男，36岁（广东省中医院专科门诊）起病于两天前早晨上班时，自觉身体不适，疑是感冒将起，遂即到就近药房购服两瓶抗病毒口服液，由于仓促吞服赶班车，不料到单位时却不断呃逆，初时较轻且有间歇，不甚在意，至晚睡时渐渐加剧以致于不能入眠，同时亦影响家人，因忍受不了，速到某医院急诊，经打针服药后能安静入睡。谁知醒来，故疾重发，且更加严重，响声加大，发作频频，实难忍受，诊见患者痛苦难受，精神烦躁不安。遂按上法治疗1min后，患者呃逆停止，无需服用其他药物。

（李春辉　李树成）

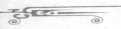

针刺或点穴治呃逆

【方法】

取穴：天宗（图3）（双侧）、至阳（图3）。

操作：取坐位。常规消毒，取针（1.5寸或2寸），先直刺入至阳穴中，有酸胀感即可，再针两侧天宗穴，有酸胀感后，行强刺激1～2min，即使患者酸痛难忍也不停针。或用力揉按至阳、两侧天宗穴30s至1min左右，即使患者酸痛难忍也不停止。

【按语】

多数患者治疗1次即愈，少数患者需治疗3～5次（如部分中风后呃逆者）获显效。有强烈的酸胀疼痛感是取效的关键。本人在急诊科当实习生时，遇一腹泻、呃逆频频的患者，体查时发现天宗穴部有强烈反应，认为是呃逆的反应点，经揉按治疗20s左右，呃逆即止，以后遇呃逆患者屡试屡验。

（莫飞智）

按压耳穴及橘皮
竹茹汤治呃逆

【方法】

1. 初起呃逆

取穴：耳穴中隔位置（图10）。

操作：以食指指甲按压单侧或双侧，持续1min，对呃逆初起者效果尤其明显。

2. 顽固性呃逆

方药：橘皮、竹茹各 12g，生姜 9g，甘草 6g，人参 3g（或党参 10g），大枣 5 枚

用法：以水 1000ml 煎取 300ml，温服 150ml，日二服。

【按语】

呃逆是膈肌不自主地间歇性收缩，使得吸气急骤，导致声门关闭而突然停止吸气，往往是胃气上逆所致。初起时给予一定的刺激，即能缓和或中止呃逆。如《灵枢·杂病》篇就提出三种建议疗法，即：以草刺鼻取嚏，嚏而已；无息（憋气）而疾迎引之，立止；大惊之亦可已。按压相应耳穴也可以起到较好效果。

但若呃逆持续发作或反复发作，具有明显的兼见症状，或出现在其他急、慢性疾病过程中的，则属于病理反应，即需药物治疗，并要辨别证候的寒热虚实而遣方用药。橘皮竹茹汤源自《金匮要略》，用治"哕逆"，适用于证属胃中虚热、胃气上逆者。

（邓铁涛经验，郑洪整理）

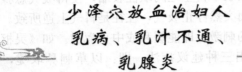

乳房疾病

少泽穴放血治妇人乳病、乳汁不通、乳腺炎

【方法】

以三棱针于小指之端末节尺侧少泽穴（图5），当平齐尺侧指甲与指腹尺侧缘之中点处，速刺放血，患侧之少泽多出黑血，待出血由黑至红，再呈淡红带淡薄透明液出时止血。

【按语】

一般妇人乳痛多为乳腺不通，严重者有乳腺炎；多伴有腋下淋巴肿痛，这些淋巴核可由腋下伸延至乳房；甚者患者手臂不能触碰乳房，不然剧痛无比。笔者曾在北京开会时遇一个西藏家庭来京为女儿求诊医治耳聋，但求医不顺，西医确诊患儿双耳幼时发高烧影响听力，另有严重乳腺肿块，需要乳房切除。后经友人介绍来我下榻的酒店请我为她复诊，藏家女儿年14岁，双耳听力几乎丧失，咽肿痛，左右乳房外侧连至腋下均有淋巴核及肿块。笔者先以三棱针于双手少商穴（图4）放血治颈下淋巴结核肿块，再于少泽穴（图5）放血治腋下淋巴结核及乳房肿块，四穴先后压出大量黑瘀血，把瘀血流尽，见血色转为淡红才止血。此时患儿双乳没有再痛，乳房肿块已大为减退。我在她耳旁用力拍掌，患儿作出很大反应，立即把头

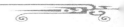

退后（患儿不能听到家人说话，只是观唇猜意），随后再为她针灸治耳聋，针听会（图1）、听宫透耳门（图1）、完骨（图1）、翳明（经外奇穴，在图1中翳风与风池连线的中点后1寸处）、中渚（图5）、后溪（图5），有咽肿痛加太溪（图7），另取经外奇穴耳屏外三穴（位于耳屏外上下凹陷处各一奇穴，近耳垂下取一奇穴）。耳屏外三穴摘自陈苏、黄飞翔所编的《奇穴治百病》。后因太晚便留她们一家在酒店留宿一晚，明天再医治。第二天再为患儿于少商穴、少泽穴放血，再诊其乳房肿块，痛感已减退，耳聋方面左耳听力有所康复，右耳听力较差。因笔者有要事要回香港，所以将患者托付徒儿罗蔓茵及友人王军医师（王医师在北京中关村医院驻诊），依笔者定方加强治疗多天。回香港后，笔者与王军医师通电话得知患儿回藏区之前，乳腺炎及乳部肿块基本上痊愈，左耳听力恢复七成，只是有些音频听不到，而右耳听力只得两成。过去一星期徒儿已为患儿在少商少泽穴位四次放血，藏女离北京时徒儿还给她一些三棱针好让她回家后能自己放血治疗。

笔者认为少泽穴放血可治相关乳房病，而少商穴在此病例是改善颈淋巴结节，尤其于耳前后组织，这会改善耳收集声音效率，及耳骨附近组织接收声音振荡以利传输声音至内耳。少泽为小肠经的井穴，有通经活络、利乳的作用。

（江洁慈）

心痛心悸

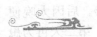叩掐内关、外关
治疗心腹痛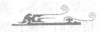

【方法】

1. 取穴　内关（图4）为心包经要穴，在前臂掌侧，腕横纹上2寸，尺桡两骨之间。外关（图5）为三焦经要穴，在前臂背侧，腕背横纹上2寸，尺桡两骨之间。两穴相对。

2. 手法　术者以一手托扶手臂，以另一手拇、中两指叩掐对拿两穴，相向用力按压；或以雀啄式叩掐；或以两指肚顺时方向揉按3～5min。每日2～3次。

【按语】

内关穴是心包经的络穴，又是阴维的八脉交会穴，对于循环系统、神经系统、消化系统、内分泌系统等多种疾病有效。此穴位分布有正中神经和臂正中动、静脉等重要神经、血管。扣掐指压内、外关穴，常用于突然发作的心绞痛、心律失常、胃痛、腹泻，常能取得良好效果，特别当无其他急救手段时，本法应用方便。然后在创造医疗条件后继之以对因治疗。本法对神经衰弱、癔症、妊娠呕吐也有一定疗效。患者本人可自行施术。

（靳士英）

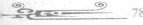

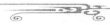

指压至阳治
心痛心悸

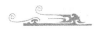
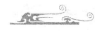

【方法】

1. 取穴　至阳（图3）在背脊正中线，当第7、8胸椎棘突之间凹陷处，属督脉。此处浅层为腰背筋膜、棘上韧带、棘间韧带，深层为脊髓。分布有第7胸神经后支内侧支，第7肋间动、静脉。

2. 手法　患者坐位，术者以左手扶持患者躯干，右手拇指为术指，屈曲拇指关节，以指头压入两棘突之间凹陷处。因背部肌肉丰厚，施术时需用力叩压，可用雀啄式按压手法，每次3～5min，休息片刻再行按压1～2次。采取侧卧姿势亦可。

【按语】

本穴有疏通经络气血，调整内脏功能的作用。一般应用于咳嗽气喘；胸腹胀闷；心悸怔忡、心痛；胃脘痛、胆道感染、结石；胸背强痛等。本法用于心绞痛，突发的心动过速效果良好，作为应急处理非常简便。近有人为加强压力，用1元硬币代替拇指深压穴位，但需注意不要压伤皮肤。

（靳士英）

附注：指压灵台（图3）与至阳（图3），可治胆绞痛。此乃全国名老中医黄耀燊教授之经验。（编者）

拍打法防治胸痹

【方法】

选穴：以曲泽穴（图4）为中心。

操作：沿着心包经与心阴经用砭刮、刮拭、或砭刮拍。实在没有砭也可用双手拍患者双肘内侧，出痧为止。

医者教给患者坚持长期拍，每日 1～2 次，每次 300 下（左右各 150 下）。

【按语】

《灵枢·邪客》指出："肺心有邪，其气留于两肘"。笔者在临床实践中使用此法，解决了许多心脏病患者的痛苦，有效率 100%，痊愈率 82%。

笔者受邓铁涛老师"五脏相关学说"的启迪，该学说讲的是厥心痛、真心痛、胸痹等症，不论叫什么病名，其病理变化应概括为标、本两个方面：心、肺、肾、肝、脾等脏气的亏虚是其本，从而导致胸阳不运，痰浊内生，气滞血瘀，痰瘀交阻的标实证，引起心胸痛。中医对心脏病的预防卓有成效，以上刮法、拍法是非常有效的，而且立竿见影。许多患者就诊时胸痛，脸色苍白，四肢冰冷，甚至浑身颤缩，脉象乱，或明显期前收缩，舌质白而且舌面中纹 0.05mm，这些是标，当拍打治疗后，脸色红润起来，胸痛也逐渐消失。笔者教给患者拍打法，自己治疗，凡是能坚持的基本稳定，不再犯病。

（施安丽）

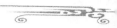

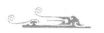

少冲穴放血治心胸痛

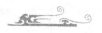

【方法】

以三棱针于小指端内侧，关节桡侧，指甲角与指腹桡侧缘间的中点处，速刺放血，双手少冲穴（图5）均需放血。

【按语】

凡有反复心胸痛或胸痛服药不止，可速刺少冲穴防止心血管循环受阻致休克、晕厥。

【病案举例】

冯某，女，42岁，为我夫患者，平常有心绞痛及心律不齐。一天来诊，由于正值当夏，受暑热困闷诱发心绞痛，感觉胸中剧痛。刚好驻诊医师出诊未返，我唯有代劳以三棱针于患者双手少冲放血，见瘀血由黑至红，当有淡红带淡薄透明液出时止血。患者胸中剧痛大为减缓，其后我夫回来又为患者针灸左手通里（图4）、外关（图5）及右手内关（图4），每运针一次，在提针时症状即减一分（其中通里为心经络穴；内关，为心包经络穴，别走少阳三焦经，另配外关，此为三焦经络穴，三焦与心包相表里，三穴相配可治心绞痛及心律不齐）。可见少冲穴为急救穴，可治胸痛。笔者认为少冲为心经井穴，可治与心脏相关的疾病。

（江洁慈）

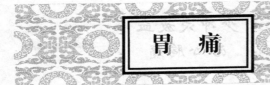

胃 痛

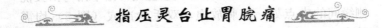

指压灵台止胃脘痛

【方法】

1. 取穴　灵台（图 3）在背正中线，第 6、7 棘突之间凹陷处取穴，为督脉的重要穴位。该处浅层有腰背筋膜、棘上韧带、棘间韧带，深部为脊髓，有第 6 胸神经后支与第 6 肋间动、静脉分支分布。

2. 手法　术者以左手扶持患者躯干（坐位），右手拇指屈曲，以拇指头扣压穴位，由于背部肌肉丰厚，施术时需要用力使拇指指头压入两棘突之间凹陷处。每次叩压 3～5min，休息片刻，再按压 3～5min。可用雀啄式按压手法。采取侧卧姿式亦可。

【按语】

灵台穴有调整内脏神经功能的作用，对慢性胃炎、溃疡引起的胃脘痛效果较好。本法作为突发胃脘痛的应急处理，方便有效，特别在外出旅行，无医疗条件时更为适用。

（靳士英）

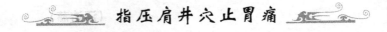

指压肩井穴止胃痛

【方法】

让患者仰卧位或半仰坐卧位，一手指点、按、揉患者的肩井穴（图 3），力度由轻至重，以患者能接受为度；一手用掌心在胃脘部顺时针打圈，轻按推揉，左右肩井穴轮替指压 10～15min，共施行手法 20～30min，一般胃痛都能缓解。对肝气郁结，横逆犯胃之急性胃痉挛的疼痛尤为有效。

【按语】

"肩井"穴在肩上，约当大椎与肩峰连线的中央取穴。肩井穴是足少阳胆经和手少阳三焦经之交会穴，足少阳胆经之经脉流注能通过横膈，络肝属胆；手少阳三焦经之经脉流注亦通过横膈，从胸至腹，属于上、中、下三焦。点压肩井穴，推揉胃脘能疏肝利胆，畅顺三焦，解横逆犯胃之困，使气血流通，胃气顺降，通则不痛。笔者 70 年代曾会诊一军队高级干部，其胃溃疡 10 余年，经 X 线钡餐拍片检查，发现胃小弯距贲门约 2cm 处有一 1.1cm×1.6cm 椭圆形龛影，深约 0.9cm，似穿透至浆膜下层，医院主张及时手术治疗。但患者不愿做手术，要求中医会诊，会诊时患者胃痛较剧，卧床呻吟，情绪低落。笔者见此病状，首先为患者施行按摩手法，一手点按肩井穴，一手在胃脘轻按推柔，约半小时后患者胃痛减缓，随后按中医辨证处方遣药，共住院 46 天，龛影消失出院，出院后续服中药数月，以后数年断断续续服中药，追踪五年，每年定期做 X 线拍片检查，溃疡未见复发。

此例胃溃疡的治愈虽离不开药物治疗，但指压按摩肩井穴一法功不可没，胃痛的缓解，使患者坚定中医治疗的信心，坚持配合治疗，故能取效。笔者的研究生杜少辉医师在深圳市中医院主持急诊室工作期间，亦用此法缓解过多例胃痉挛胃腹痛的急症患者。

（邓铁涛）

消化不良

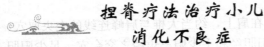

捏脊疗法治疗小儿消化不良症

【方法】

捏脊疗法，沿脊椎两旁二指处，用食指和拇指，从尾骶骨的长强穴（图3）开始，将皮肤轻轻捏起，采用推、捏、提、按的手法，向上至颈部反复进行了3次，在推捏过程中，每捏3下，须将皮肤斜向上方提起。如提法得当，可在第2至第5腰椎处听到轻微的响声。推捏后，再用拇指在腰部两侧的肾俞穴点按几下。此法宜在晨起进行，每日1次，连续7天为1疗程，一般2至3个疗程后，慢性消化不良症即可好转或痊愈。

【按语】

小儿消化不良多因先天脾胃虚弱，后天饮食失节所致，临床颇为常见，以腹胀、纳呆、大便失调为主症。在药物治疗疗效不佳时，可采用传统捏脊疗法，这是较好的外治方法。捏脊疗法有疏通气血，促进人体气机升降的作用，通过捏脊，可使脾胃功能在正常气血运转中恢复正常，比之药物治疗经济、简便、易学、易掌握，而且儿童乐于接受治疗。

（何乃举　季清华）

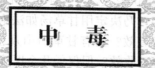

中 毒

 甘草汤治中毒

【方法】

甘草 9g 加清水 120ml 煎煮半小时为首剂，其渣加水 100ml 再煎 1 次，两次煎剂混合后，反复温服，每次 60～70ml。

【按语】

甘草是一味用途很广的中药，中药方剂中没有甘草的比较少。甘草除了矫味之外，又能调和各药，还能降低药物的毒性，有解毒功能。

【病案举例】

解放军 157 医院黄锐尚主任的两个事例很能说明问题：1961 年他到某山区公社巡回医疗中，适遇 197 人吃山荔枝中毒，症见剧烈呕吐、腹痛、腹泻。黄主任同两名医护人员参加现场抢救，如采用西医抢救方法用洗胃、输液、注射抗胆碱药物等治疗，则人力、物力、急救器材都无法解决，于是考虑用中医方法处理，认为甘草能解百毒，当即用上法，按人头计算，急煎甘草汤给中毒者分服，其伴有发热者加黄连粉 0.6g 冲服以清热解毒；脱水较重的 5 例则加静脉输液，经过 48h 之治疗，全部治愈，绝大部分病员在 3～4h 小时间服药 3 次后，消化道症状已消失。另一例是，1968 年建军节，某兵团指战员 400 多人聚餐，吃了节前两天烤好的烧鸭，饭后出现中毒现象，不到 4h，已达 200 余人，症见呕吐、腹泻、头晕等。身边医护人员不多，乃决定用甘草汤如法炮制，当时领导怀疑一味甘草是否有效？前有甘草治山荔枝植物中毒有效，现在是肉毒，能否收效？但仅凭几个医疗队队员确实无法全面地按常规处理，时间紧迫只得同意照用，密切观察。其症状较重者加输液及注射阿托品，结果又全部治愈。这实在是多快好省的抢救方法，这就是中医的优势。如果病例不多，可能说明不了问题，现在两批中毒患者合起来400 例，又是老西医学中医后的成绩，诚属难能可贵。

甘草抢救中毒，不是现在才发现。明代的《本草蒙筌》有治饮馔中毒及中砒霜毒用甘草伴黑豆煮汁，恣饮无虞的记载。清代的《疡医大全》载其可解砒霜毒，生甘草煮汤加羊血半碗，和匀，饮之立吐即愈，饮不吐，速用下法。清代的《验方新编》载曰："解百药毒，甘草熬膏日服数次，解毒神效，虽然泻亦无害也"。《疡医大全》中用生甘草加羊血使中毒者呕吐，立吐则愈，不吐速用下法，一吐一下使毒迅速排出体外，的确是抢救口服中毒的急救法之一。西医之洗胃亦是吐法，其理一也。

20 世纪 60 年代，笔者与毛海云医师在乡村抢救一例服 DDT 中毒之青年患者，接告急电话时，嘱其家属先予生鸡蛋黄 4 枚吞服，并准备冷开水及盐，我们约 25min 后赶到，患者满腹绞痛在床上打滚嚎叫，即用盐调开水灌服，用手指缠纱布探吐。几次探吐以后，患者腹痛大减，后用绿豆煮水拌红糖予服，服后 2h，小便清长，症状已除。及时吞服蛋黄有助吸附毒物及保护胃黏膜的作用，探吐以祛除毒物，亦即用羊血或鸭血之意。再用绿豆红糖水以清热解毒。这样处理，也是一法。

（邓铁涛经验，邓中光整理）

蛔虫病

 针刺"四缝穴"治
疗蛔虫团肠梗阻

【方法】

"四缝穴",《针灸大成》有载,为脾经之"奇穴"。穴在两手除拇指之外,其他四指之第二节下的横纹正中间,宜用最粗的针灸针,逐穴施针,每穴捻转 1～2min,共针8 穴,针完即可。如一时无针灸针,用缝衣针亦可,针后服"胆蛔汤"(炒榧子仁、苦楝根白皮各 15g,使君子(打)、枣子槟榔(切)各 12g,乌梅 10g,水煎服。上为10 岁左右儿童剂量,可根据年龄体质及病情加减。病势重而体质一般尚好者可 1 日 2 剂)。内外合治最好。

【按语】

蛔虫有喜钻孔和抱团的特点,当蛔虫的数量很多时,常会形成蛔虫团而使患者出现肠梗阻,给患者带来很大的痛苦和危害。

针刺"四缝穴"疗效甚佳,广州市某儿童医院曾进行过研究,用 X 线观察:针刺后半小时,梗阻肠段先扩张,虫团即向上下伸开,然后肠管收缩,梗阻解除。此法简便有效,不可轻视。

"四缝穴"主治小儿疳病,有人用艾灸法点灸四缝穴治疗小儿厌食症取效,其法是用艾条点灸四缝穴上的皮肤,点到即止,动作要轻快、迅速,每穴各点灸 3 下,务必不要灼伤皮肤。我校夜大一学员儿时曾用上法治疗厌食

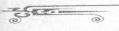

症取得满意之效。

早在 60 年代，广州中医学院与解放军 157 医院合作搞脾胃学说的研究时，就曾对"四缝穴"做了研究，发现针刺"四缝穴"，能缩短胃排空时间，提高胃液酸度与酶的活性，增强胆汁和胰液的分泌，并能提高白细胞数及吞噬能力。这就为针刺"四缝穴"能治疗疳积找到了实验依据。病孩抵抗力增强了，产生了不利于寄生虫生存的环境，必然有利于虫体的排出，这是针刺"四缝穴"能驱虫的道理。

（邓铁涛经验，邓中光整理）

肝　炎

 ## 吹鼻法治疗黄疸

【方法】

用瓜蒂、赤小豆、丁香各 7 枚，共为细末备用。每次取少许，吹入鼻中须臾有少量黄液流出。隔日吹 1 次。

【按语】

本法出自《证类本草》，收入中医院校规划教材《中医内科学》，古法今用，获得很多名老中医临床验证，治疗黄疸效佳。

（肖会泉）

 ## 耳针疗法治疗急性黄疸性肝炎(阳黄)

【方法】

取穴：肝、胆、脾、交感、肝炎点、内分泌、肝阳。每次取 3～4 穴，强刺激。每日 1 次，也可埋针。

【按语】

耳针疗法方便易于掌握，使用耳针疗法不会使患者产生太大痛苦，患者易于接受。对于急性黄疸性肝炎其治疗效果不但近期疗效显著，远期预防急性肝炎转为慢性肝炎也有很好的预防作用。

（肖会泉）

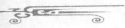

肝　炎

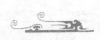

刮痧疗法治疗急慢性病毒性肝炎

【方法】

在刮痧板或梳子背涂少许刮痧油或植物油，在患者腹部、背部、下肢进行刮拭，穴位部分重点刮拭，直至皮肤出痧或红斑。两次刮痧相隔 3 天以上。重点穴位：膈俞，背部第 7 胸椎棘突下脊柱旁开 1.5 寸；胆俞，第 10 胸椎棘突下脊柱旁开 1.5 寸；至阳，第 7 胸椎棘突下凹陷中；中脘，腹部脐与剑突的连线中点；阳陵泉，下肢腓骨小头前上方凹陷处。

【按语】

刮痧疗法简便易行，其根源于中医经络理论，能顾护正气、通经活络，从而有效改善免疫调节，促进肝炎的痊愈。

（肖会泉）

慢肝六味饮治疗慢性病毒性肝炎

【方法】

方药组成：党参或太子参 15～30g，茯苓 15g，白术 12g，甘草 5g，川萆薢 10g。水煎服，每日 1 剂，分两次服用。

【按语】

本方摘自《邓铁涛临床经验辑要》，是邓老治疗慢性肝炎的验方，本方以"实脾"为原则，适用于慢肝患者辨证为脾气虚弱者。临床若有其他兼证出现时，可以本方为基础辨证加减。

（肖会泉）

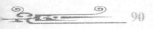

茉莉花膏治疗肝病

【方法】

茉莉花 100 朵，去茉莉花朵的叶蒂，加糖五两，锅内蒸熟烂，调为膏。每日 3 次，每次服一茶匙。

【按语】

此方用于肝病的辅助治疗，尤对肝硬化早期有效。此方为民间秘验方，从沂蒙山区一药农手中得到，经临床观察此方具有护肝降酶作用，为肝病患者日常自疗提供了良好的方法。

（肖会泉）

泥鳅豆腐治黄疸法

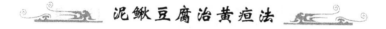

【方法】

先将 100g 泥鳅放盆中养 1～2 日，使其排净肠内污物，除去内脏，与 100g 豆腐一起加水煎煮，每日服食 1～2 次，可治黄疸。

【按语】

此方为河北地区民间验方。具有清热利湿退黄之功效，对于治疗病毒性肝炎所致轻重度黄疸颇为有效。

（肖会泉）

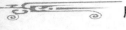

贴穴疗法治疗病毒性肝炎

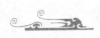

【方法】

黄柏、栀子各 50g。共研成细末和匀备用。治疗时，取药粉适量与蜂蜜调成膏状敷于期门穴，外用胶布固定，每日换药 1 次，30 天为 1 疗程。

【按语】

此法为民间验方，期门穴乃肝之募穴，为肝之精气汇集于胸腹部的腧穴；于乳头下二肋，第六肋间隙取之。黄柏能泻肝肾相火之有余，栀子能解三焦湿热之蕴结，二药合敷于期门穴，能清解肝胆之湿热。经临床观察本方对改善肝功能有较好的疗效，具有降酶、降低胆红素的作用。

（肖会泉）

夏枯草茶治疗黄疸型肝炎

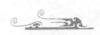

【方法】

夏枯草 30～60g，冰糖 15g，将夏枯草用清水两碗煎至一碗半左右，去渣，溶入冰糖，代茶饮。

【按语】

本方用于治疗郁热型的黄疸型肝炎，具有疏肝解郁、清热退黄之效，据患者使用情况已被证实有良好的效果。

（肖会泉）

穴位注射法治疗慢性肝炎所致黄疸(阴黄)

【方法】

取穴：胆俞（图3），肝俞（图3），期门（图2），阳陵泉（图9）。用板蓝根注射液，或丹参注射液，或维生素 B_1 注射液，每穴注射 0.5~1ml，每日 1 次，10 次为一疗程。

【按语】

上述数穴，均是针灸疗法治疗肝胆疾病之要穴，根据辨证选用上述注射液，能起清热解毒、活血祛瘀、调理肝胆之效。此法简便易行，可作为治疗慢性肝炎的配合治疗方法。

（肖会泉）

肝 硬 化

敷脐疗法治疗
肝硬化腹水

【方法】

甘遂 15g，芒硝 30g，制成药末，敷于脐部，以带固定，每日换药 1 次。

【按语】

本法适用于正气虚弱，不能峻泻的肝硬化合并腹水患者，脐部乃神阙穴，甘遂、芒硝敷此穴，可消瘀散结、温阳利水，能缓泻腹水，兼具退黄的作用。

（肖会泉）

甘草制甘遂方治
疗肝硬化腹水

【方法】

取等量的甘草和甘遂，用等量的甘草煎浓汁浸泡已打碎的甘遂，共浸泡 3 天 3 夜，去甘草汁，将甘遂晒干为细末，用肠溶胶囊装吞，每服 1～2g，于清晨用米粥送服。

【按语】

本方摘自《邓铁涛临床经验辑要》，是邓老根据民间验方和自己临床使用获得良效后而收入其中的。本方攻逐力强，不宜重用、多用，服用 1 天内可泻下数次至数十次，甚者可泻水几千毫升，第 2 日即用健脾益气之剂或独

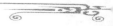

参汤补之，可使之不再泻。体质甚虚者慎用。

（肖会泉）

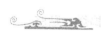 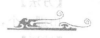

鲤鱼白矾法治疗肝硬化初期

【方法】

　　红尾鲤鱼一条，白矾 20g。红尾鲤鱼去内脏，将白矾末塞入鱼腹，三层纸包，再涂黏泥，埋入炭火中烤熟，去土和纸，捣烂，用 180～350g 大米，熬粥，每天分 3 次服。

【按语】

　　此方为吉林长白山地区民间传方，当地中医用来治疗早期肝硬化有良好的效果，鲤鱼白矾相合能清热退黄、软坚散结，能起到阻止肝纤维化的进程。

（肖会泉）

鲤鱼赤小豆汤治疗肝硬化腹水

【方法】

　　鲤鱼 500g（去鳞及内脏），赤小豆 30g，水煎服，每周 3 次。

【按语】

　　本方出自孙思邈之《备急千金要方》，用于臌胀虚证（肝硬化腹水体质虚弱者），现代药理作用研究证明本方能起到补充白蛋白，提高患者免疫力，促进患者腹水吸收的作用。

（肖会泉）

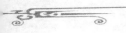

田螺大蒜车前子合剂 贴脐治疗肝硬化腹水

【方法】

田螺 4 个，大蒜 5 个，车前子 6g，共捣烂，贴脐。

【按语】

本方摘自《肝胆病外治独特新疗法》，本方利水通阳，能缓泻腹水。

（肖会泉）

香白芷散治疗 肝硬化腹水

 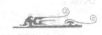

【方法】

香白芷（全草）一两，研极细末，用香白芷细末和白糖冲服，每日 2 次。

【按语】

此方为广西钦州地区灵山华山农场医院专用方。医案：何某，女，37 岁。1965 年患传染性肝炎，1969 年起见下肢浮肿、腹水、腹壁静脉曲张，经某医院诊断为肝硬化腹水，即服本方。3 天后，尿量增加，食欲好转，服 20 天后，全身浮肿消退，体重增加，基本恢复劳动力，半年未复发。

（肖会泉）

甲鱼汤治疗肝病患 者低蛋白血症

【方法】

甲鱼（或龟）约 500g，怀山药 30g，薏苡仁 15g，煲

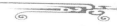

汤或炖服，每周1次。

【按语】

本方摘自《邓铁涛临床经验辑要》，具有健脾填精作用，邓老临证治疗肝病患者低蛋白血症或 A/G 比例倒置患者获得良效。

　　　　　　　　　　　　　　　　　　　　　（肖会泉）

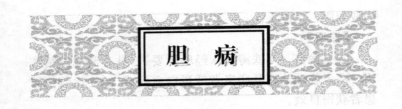

胆 病

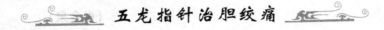
五龙指针治胆绞痛

【方法】

选穴：太冲（图7），胆囊，肝俞（图3）配期门穴（图2），胆俞（图3）配日月穴（图2）。

操作：

患者取卧位。

1. 采用点压法转换点振法于太冲与胆囊穴，历时各3min。

2. 肝俞配期门，前后同时施点压法转换点振法，历时3min。

3. 胆俞配日月，前后同时施点压法转换点振法，历时3min。

【说明】

胆囊穴为经外旁穴，据1959年第8号《中华外科杂志》载，该穴在阳陵泉下1寸左右，主治急性胆囊炎、胆结石、胆道蛔虫症、慢性胆囊炎的急性发作等胆囊疾患，故称为胆囊穴，又称胆囊点。

胆囊穴位于足少阳胆经的循行路线上，正处"合"、"郄"之间的膝以下重要位置。足少阳经之"合"穴阳陵泉，"郄"穴对该经及胆腑的急性病证具有重要的治疗作用。胆囊穴又取于胆绞痛时的压痛处，该穴对五龙指针针感强烈，其诱发"循行感传"作用比较迅速，能取得"气至病所"的治疗效应。由胆囊炎、胆结石症引起的胆绞痛，多为胆腑的实证。"实则泻之"，"闭者决之"，五龙指针强刺激胆囊穴采用泻法，其止痛效果是非常明显的。

　　太冲穴为足厥阴肝经之原穴，原穴与三焦关系密切，能通达三焦原气，调整内脏功能。《灵枢·九针十二原》中指出："五脏为疾，当取之十二原"，由于肝居胁下，其经脉布于胁肋，而胆附于肝与肝为表里关系。取五龙指针刺激太冲穴又有疏肝利胆，调和气血，解痉止痛的作用，与胆囊穴配合，一表一里，一上一下，一阴一阳，同时施五龙指针，上下呼应，内外互表，可增加胆汁的泌出量，加强胆囊收缩和松弛奥狄氏括约肌痉挛等作用。

　　同时不仅具有调畅胆腑气机的功能，而且能激发胆囊，产生收缩效应，进而得以排出胆之病邪，气得以通降，"通则不痛"。

（施安丽）

腹 痛

邓铁涛教授简便治疗
急性阑尾炎经验

【方法】

急性阑尾炎来势急促，腹痛难忍，煎药费时间，应先针刺，同时煎药。在阑尾穴（双侧）用泻法刺之，运针一二十分钟，接电针 30min，再留针 1h，1 至 3 天，1 天 1 次。在第 1 次针泻阑尾穴后，此时患者腹痛已大减，煎药已成，然后进已煎好的大黄牡丹皮汤（大黄、牡丹皮、桃仁、冬瓜仁、芒硝）1 剂，若 3h 不泻下，再煎 1 剂服之，意在必泻下，泻出黄泥或红色粪便，不忌。1 天 1 剂，重者 1 天 2 剂。

【按语】

方法来源于邓老之经验，我们做了大量的临床观察，均于短期内痊愈，取得满意疗效。该方法能减轻患者痛苦，简便易用，费用低廉，受到乡村患者的欢迎。急性阑尾炎多由饮食、寒温、喜怒失节致使邪气与荣卫之气互结于肠道，使运化失职，糟粕积滞，气血瘀阻，积于肠道而成肠痈。如果导致肠痈的郁热没有出路，血肉便腐败成脓。既然以邪气为主，且部位在肠，治之必以邪有出路，则脓不成。在临床中只要诊断明确，运用越早越好。在辨证基础上早用、坚持用，用必达到泻下的目的，直到脉静热退，体征全无而愈。方药以大黄牡丹皮汤为主方加减运用，芒硝不宜重用，大黄、桃仁、皂角刺之类，均有通便

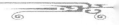

作用，能刺激肠壁引起肠管收缩，分泌增加；并扩张肠道，增加肠道容积，使大肠内容物易于排出，从而降低阑尾腔内压力，恢复血液循环；还能清热解毒，祛瘀活血，有改善肠管血液循环及消炎作用。配以针刺双侧阑尾穴促进肠道蠕动，散瘀消肿止痛。综上所述，应用针刺配合大黄牡丹皮汤加减能有效治疗急性阑尾炎。

（何乃举　季清华）

　　附注：作者临床运用实例报道见《邓铁涛学术思想研究Ⅱ》，题目为"邓老治疗急性阑尾炎经验理论临床运用观察"，文中言："急性阑尾炎属急腹症之一，我院运用邓老治疗急性阑尾炎经验方法，临床观察治疗，从 1997 年 11 月至 2004 年 5 月共收治急性阑尾炎确诊病例 286 例，符合急性阑尾炎诊断标准，其中单纯性阑尾炎 246 例，阑尾脓肿 34 例，阑尾炎合并弥漫性腹膜炎 6 例，均选当日患者为观察治疗病例。结果无一例恶化，没有配合应用其他方法，均于短期内痊愈，取得满意效果，该方法减轻患者痛苦及医药费用，在基层乡村受到欢迎。"（编者）

捏脊治疗小儿腹痛

【方法】

　　使患儿俯卧于其母腿膝之上，露儿脊背，医者两手食指相对，指背曲按于尾骶部，以棘突为中线，一边往上推，一边用两拇指向后捏起其脊上之皮，两拇指轮番按向脊椎棘突并捏起皮肤向颈椎方向捏去，至大椎止。如是者反复共捏 3 次；从第 4 次起，拇食指每捏前 2 下，拇食 4 指捏紧皮肤用力上提（上提时脊骨或有响声，是好现象，不是坏事），如是者二捏一提直至大椎，反复共捏 3 次；

最后以两拇指按于左右肾俞穴向左右两旁分抹 3 次，全部捏脊过程便已完毕。

【按语】

小儿因消化不良食滞腹痛很常见，笔者长孙曾因食滞腹痛，呻吟难忍。其叔叔给他捏脊，捏完后放了几个响屁，即要排便，排完便后，腹痛治愈，并未用任何药物。

捏脊疗法治疗腹痛，最早见于《肘后备急方·治卒腹痛方第九》，书中云："拈取其脊骨皮，深取痛引之，从龟尾至项乃止"。捏脊疗法对小儿多种疾病有效，尤其是对消化系统疾病。此法于 20 世纪 50 年代发掘于北京之捏积世家——捏积冯。此法专治疳积故名捏积。冯姓合家世代都以此为业，故称捏积冯。他们除了捏脊之外，还给患者药散 1 包，后经研究，始知其作用全靠捏脊，故更其名为捏脊法。

20 世纪 60 年代广州中医学院与解放军 157 医院共同进行脾胃学说之研究，用捏脊法治疗婴儿营养不良（疳积），取得很好的疗效。捏脊后多数患儿精神、食欲、低热、大便均有好转（腹泻者止泻，便秘者通便），体重增加。此法施行每天 1 次，连做 6 天为一个疗程，1 个月只做 1 个疗程。研究发现，治疗后多数病儿的胃排空时间缩短，胃液酸度与酶活性均提高，血白细胞增加 14.6%～40%，以嗜中性粒细胞的增加为明显，对金黄色葡萄球菌的吞噬率增加 0.5～1.5 倍，吞噬指数提高 0.2～16.7 倍。

笔者认为，该法所捏过之处包括督脉及其左右之足太阳膀胱经，功能调五脏六腑而补脾肾。脾胃为气血之海、生化之源，能使患儿之脾胃健旺，饮食增加，运化正常，"四季脾旺不受邪"，故能提高免疫功能。对幼儿的治疗和预防都有一定的作用。笔者一西学中学员，学习此法后，因其儿子半夜发高烧，又逢屋外下着倾盆大雨，难以送往

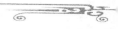

医院，正焦急之际，猛然想起捏脊之法可提高免疫功能，便对其儿子施行捏脊，并在胸脊段加强捏脊，捏七八次，捏后其儿微微出汗，渐能安睡，第二天体温竟然降至正常。此后该学员在临床上对捏脊退热做了较细致的观察和研究，并发现捏脊能改善血象，能使白细胞偏低者提高、偏高者降低，并写成论文让笔者审阅，后发表于某一医学杂志。可谓一理通，百理明。

（邓铁涛）

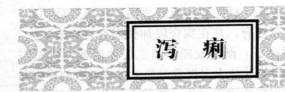

泻 痢

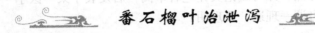

番石榴叶治泄泻

【方法】

取番石榴叶（老嫩均可，嫩者较佳），成人量干品6～10g 或鲜品 30～60g，小儿减半，煎清水二碗，煮开20min 左右，取汁分 2～3 次内服。

【按语】

笔者屋前屋后种有番石榴树数棵，每遇有人泄泻时，均从树上摘下 15～30 片番石榴叶煎水内服，屡试屡验。因此，笔者平时采集晒干，送亲戚友人备用。

番石榴又名鸡矢果，产于南方两广、云南、福建等地。《广西中药志》云："味甘涩，性平，无毒。"《南宁市药物志》云："收敛止泻。治泄泻，久痢，湿疹，创伤出血。"《常用中草药手册》云："治跌打损伤，刀伤出血；番石榴鲜叶捣烂外敷患处。"《中药大辞典》指出："大便秘结，泻痢积滞未清者忌服"。

（邓铁涛　邓中光）

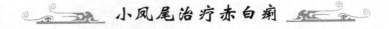

小凤尾治疗赤白痢

【方法】

取新鲜小凤尾全草 100～150g，抖去泥沙，摘除枯枝败叶，取清洁井水或自来水清洗两遍，沥干水分，再用凉开水冲洗两次，然后切碎，捣烂。用干净布包住捣烂的小凤尾，挤出鲜药汁，倒入杯中，兑少许（约 80ml）凉开水，顿服。其药渣加 100ml 凉开水，再捶捣一次，又挤出药汁，内服。所剩药渣再加水 250ml，置入砂锅中，大火煮沸，转小火煎煮约 10min，倒出药汁约 200ml，分两次服。每天 1 剂，如法炮制，分 4 次服完。连续服 7 天为一个疗程，赤白痢一般 1～2 个疗程即愈。

【按语】

小凤尾是南方常见草药，又名凤尾草、井栏茜。它是凤尾厥科植物凤尾草 Pteris multifda Poir 的全草。在南方阴暗潮湿的地方随处可见。

小凤尾治疗赤白痢是海南岛黎族同胞常用的方法。该地区较贫困，卫生条件差，菌痢经常发生。当地的草药医师祖祖辈辈都懂得这种方法，而无需求助于医院。

使用本疗法，用药量要足，大约 60～90g 鲜药。使用干药疗效较差。另外，使用时一定要用全草（连根）。

据张俊荣主编的《岭南中草药撮要》载，本品有"清热解毒，去湿止痢，用治湿热泻痢"。文中也指出"鲜用效果较好"。

【病案举例】

1970 年，笔者在海南岛白沙县七坊地段卫生院当医师，时值该公社学区主任之女，刘某，女 12 岁。因进食不洁食物，解脓血便，1 天 10 余次，腹痛后重。卫生院医师诊为急性菌痢，服西药抗生素周余，效果不佳。改服本药后 3 天脓血便止，续服 4 天巩固，至今未见复发。

（彭菩本）

褥　疮

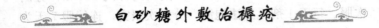

白砂糖外敷治褥疮

【方法】

把白砂糖填满溃疡面使之隆起状，用脱敏胶布呈叠瓦样封贴好，3～5天后，待白砂糖溶化，封贴胶布的表面按之出现波动感即可换药，再用白砂糖如前法敷贴之，直至溃疡面愈合。

【按语】

我们常用邓铁涛教授的经验，白砂糖外敷治褥疮所致溃疡，临床运用取得较好的疗效，现介绍邓老的治疗方法及其原理。褥疮所致溃疡面大而深，往往是机体虚损太过，正气衰败，气血亏虚；又患疮日久在床，翻转身体困难。故局部辨证为虚损证，气血运行不畅，复生不能，而白砂糖给溃疡面有一个较好的营养环境，这符合中医扶正祛邪的原理，并有可能是因为白砂糖造成的高渗压能把创口中的细菌水分吸出，从而使细菌处于脱水状态而灭活。

（何乃举　季清华）

白带阴痒

 贯众治白带

【方法】

贯众30～60g，单味使用或按辨证配合相应方药，治妇女白带，如湿热带下者配合清热燥湿方药，脾肾虚者配合健脾补肾方药。

【按语】

贯众为鳞毛蕨科多年生草本植物粗茎鳞毛蕨、蹄盖蕨科之蛾眉蕨等的根茎及叶柄基部。《本草纲目》中记载，贯众可治"下血、崩中、带下、产后血气胀痛、斑疹毒、漆毒、骨鲠"，但近年的《中药学》讲义都只字未提此品可治带下。笔者20世纪60年代随老中医招继伯实习，每见带下不论寒、热俱用本品，1～2剂带下可止。后笔者在临床反复验证，效果确切，曾单味用之，疗效不减，笔者20世纪80年代的学生——越秀妇幼保健院梁丽群副主任，也在临床通过观察验证，于2003年撰有总结文章《贯众在妇科临床中的应用》，文中说："贯众可以治疗妇科各种带下病，止带效果明显，作为带下病的专药"。梁氏在辨证分型的基础上加入贯众，效果比单纯的辨证用药好。可见此药不失为治带下之专药也。

（黄仕沛）

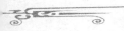

姜艾汤治妇人阴痒

【方法】

取生姜 120g 洗净连皮打碎，艾叶 90g（鲜品 200～250g），加水 1500ml，入锅煎沸后 20min 去渣，将药液倒入盆内，患者坐在盆上令蒸汽熏阴部，待水温度适宜，洗10～15min，每天 1～2 次，连洗 3 天可愈。

【按语】

此法由梁庆森推荐，载于《中国中医药报》2005 年 8 月 22 日第 7 版。据其介绍于 20 世纪 60 年代在农村工作时，从一老妇得知用姜艾汤治妇人阴痒有特效。后经其实践治愈了多例患者。并指出治疗期间和愈后半月内，忌食辛辣，油炸煎炒食物，严禁喝酒，禁房事。

妇人阴痒，多指外阴或阴道瘙痒的症状，临床上多以湿热下注和肝肾阴虚辨证论治。例如，《医宗金鉴妇科心法要诀·前阴诸证门》中言："妇人阴痒，多由湿热生虫，甚则肢体倦怠，小便淋漓，宜服逍遥散，龙胆泻肝汤。外以桃仁研膏，合雄黄末，鸡肝切片，蘸药纳户中。其虫一闻肝腥皆钻肝内唼食，将肝提出，其病即愈。"又例如《妇科病方歌》中言："阴户痒痛久不痊，我有一方服即安，生熟白芍各二两，管叫服后即安然。"上述两文献，为治疗湿热下注阴痒和肝肾阴虚阴痒分别提供了一些治法。本文的姜艾汤能温经散寒、祛风除湿止痒，又为下焦寒湿的妇人阴痒之治法另辟一径。

（邓中光）

遗 尿

 按穴服药治疗小儿
功能性遗尿

【方法】

1. 取穴　涌泉（图7），在足底，赤足正中线前 1/3 与后 2/3 交界凹陷处；经验取穴，足趾跖屈时足底出现凹陷处是穴，属肾经穴。三阴交（图7），在小腿内侧，内踝尖上 3 寸，胫骨内侧面后缘凹陷处，为足三阴经交合穴。足三里（图6），在小腿前外侧面，胫骨嵴开外一横指，外膝眼下 3 寸（即四横指）；经验取穴，患者垂足而坐，用自己掌根压在膝盖骨上缘，约当中指头尽处是穴，属胃经合穴。

2. 手法　三穴均以揉按为主，顺时针方向旋转揉按，每穴 3～5min，两侧交替施术，每日睡前按揉 1 次。此法医者首次予以示范，要求家长学会，坚持每日进行。

3. 服单方　有成药用成药，无成药用煎剂。任选一方，①缩泉丸：方用益智仁、乌药各 10～15g，加怀山药 10～15g，水煎服，日 1 剂。②菟丝子丸：菟丝子 10～15g，炙桑螵蛸 10～15g，泽泻 6～9g，水煎服，每日 1 剂。

四周为一疗程。可休息 3～4 日反复进行 2～3 个疗程。

【按语】

1. 诊断要准确　小儿遗尿症，全称应为小儿功能性遗尿症。其诊断标准为：①年龄在5岁或5岁以上，智龄应在4岁以上。②遗尿次数，5岁以上每月至少有2次，6岁以上每月至少有1次。③排除有明确的器质性原因引起的遗尿。我看到的患者有读大学的学生。国外有人统计5岁儿童100％遗尿，10岁儿童约5％，18岁少年约2％，大学生、新兵约0.5％～3.8％有遗尿。我国有人统计8644儿童，功能性遗尿的患病率为2.31％，男多于女。但在4～6岁组，女多于男，以后男孩逐渐增加，到11岁时男女比例达到2：1。可见此病不宜等闲视之，它苦恼着许多孩子和家长。

2. 病因要查清　本病常有家族史，70％患儿在一级亲属中有遗尿史，68％一卵性双生儿有同病率。学者认为可能与控制排尿的神经机制不成熟有关；其次是睡眠过深和难于唤醒；再次是多有家庭生活事件如父母离异、经常受家长打骂呵斥；其四是性格乖僻，常发生于咬指甲、多动症、抽动症、心烦易怒的孩子；最后是排尿习惯缺乏良好训练，家长保姆夜间放任孩子自遗，不为之把尿或唤醒排尿等。

3. 心理护理要加强　①保护患儿的自尊心。我们要求家长以极大的耐心与爱心对待患儿，不能在众人面前揭短，不要在尿床时呵斥、辱骂、责打。家长要自责，给患儿以关爱和心理支援。②帮助患儿建立起良好的生活习惯，找出其遗尿的规律。晚间要少进汤水，定时唤醒患儿下床排尿，务必把孩子叫醒，一边叫名字，一边摇动肢体，使患儿清醒地排尿，养成条件反射。③排除心理障碍，消除精神刺激，指导家长要尽心尽力，不要厌弃患儿。

4. 治疗方法要综合　想用一种方法取得速效是困难的。①穴位按摩取穴要精练，所用三穴都在下肢，都是足三阴肝脾肾经的要穴，加上全身强壮穴足三里，针对性很强，必要时辅以揉按肾俞和捏脊。②处方均为两三味药的小方，着眼点是补肾。缩泉丸主要益智仁，归脾肾二经，能温脾止泻，温肾止遗。此药含有丰富的挥发油、氨基酸、脂肪酸、B族维生素和重要的微量元素锰、锌、铜、铁等。菟丝子丸中的菟丝子归肝肾两经，善于补养肝肾，含有多种甾体和黄酮苷，能提高免疫功能和内分泌功能。桑螵蛸归肝肾二经，能益肾固精止遗溺。它是多种螳螂的卵鞘，含有多种氨基酸、铁、钙、胡萝卜素、卵磷质等。对二三味药的小方不可小视。两方都是宋代方剂，至今已应用千余年了。

（靳士英）

 针刺治小儿遗尿症

【方法】

取穴：双手小指掌侧第二横纹中点。

操作：常规消毒后，用针（0.5寸或1寸）直刺入穴位中，轻捻有胀感后留针10～20min；或连续3次快速直刺入、拔起，不留针。

【按语】

一般认为，3周岁以上小儿，仍有尿床或停止一段时间后再度出现时，则可诊断遗尿症。多数患儿仅治疗1次，即可治愈；少数患者治疗3～7次获效。

注意事项：小儿宜在安静状态下治疗，效果最好；不宜在哭闹时进行治疗。若兼见其他病时，应同时治疗。本法出自《一针一穴的妙用》（赵振景编著，科学普及出版社，1995年5月）本人阅读该书受到启发，该书取穴为

"遗尿点"，位于双手小指末节横纹中点，与本人所用有异。

（莫飞智）

针刺治压力性尿失禁

【方法】

取穴：次髎（图3）、秩边（图3），均双侧。

操作：取卧位。常规消毒，取针（2寸或3寸）先直刺入次髎穴中，稍向内上深入1.5～2.0寸，有酸胀感；再直刺入秩边穴2.0～2.5寸，令针感传向会阴部。然后连接电针，连续波（2～5Hz），留针15～20min。

【按语】

一般产生以上针感的患者，治疗1次，尿失禁次数即明显减少甚至不再失禁。若效果不明显或症状较重者，可每周治疗1～2次，连续3～4周。产生针感及向会阴部传导的患者疗效最显著。本人在治疗中风尿失禁患者过程中，发现这两对穴位效果显著，于是想到用来治疗压力性尿失禁，积累了一些成功的经验。

（莫飞智）

杨氏遗尿丸治疗小儿遗尿

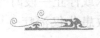

【方法】

组方：党参270g，熟地黄270g，黄芪270g，桑螵蛸240g，益智仁240g，关沙苑180g，菟丝子180g，金樱子150g，首乌150g，五味子150g，仙茅90g，巴戟天90g，覆盆子90g，补骨脂30g，蜜制小丸分180包备用。用法：每日服2次，上、下午各服一包。

【按语】

遗尿，是指三足岁以上小儿在睡眠中小便自遗、醒后方知觉的一种病证，其发生多由于肾气不足、下元虚寒，或由于病后体质虚弱而致。其病理主要与肾和膀胱有关。此方是广东省名老中医杨志仁在长期临床实践中治疗遗尿症取得良效的一条验方。

此方适应范围是：患儿面色白，神倦无力，食少，自汗或盗汗，大便溏，小便清长或频数，舌质色淡，脉缓或沉迟。成年人脾肾虚寒，夜尿频多或具有相同病机的患者也可以使用。

（杨启琪）

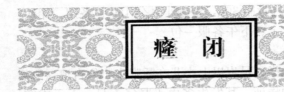

癃 闭

指压中极、关元穴治妇女产后癃闭

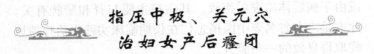

【方法】

患者取平卧位，屈膝，术者用拇指指端压于产妇脐下三寸的关元（图2）穴和四寸的中极穴（图2）约3～5min，产妇即觉有尿意，随即令其排出，疗效每每令人满意。

【按语】

妇女产后，元气大伤，症见小便不通、小腹胀满疼痛难舒，甚或呻吟不止，痛苦异常。此时服利尿药又缓不济急，且利水之剂，更伤元气。笔者多年来用指压关元、中极两穴，于顷刻之间，产妇便能排尿，随之胀满疼痛之苦消失。笔者已数令产科各护士遇有产后癃闭者多施行之，每有奇效。探究其机制，产妇候产多时，膀胱多满盈且产后元气大虚，肾气化无力，不能促膀胱排尿而癃闭，气机不通故多胀满难忍。关元，中极两穴在任脉之中，位于脐下3～4寸间，在膀胱纵剖表面，有主治遗精、遗尿、阳痿等补肾功能。针灸书载："针此二穴约须针前排尿，针感沿任脉直达外阴，生殖器"。由此可见，刺激此二穴能促膀胱排尿功能恢复，而且指压方法简单，力度容易掌握，实在是简验便廉之法。

（梁丽群）

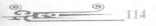

便秘肛裂

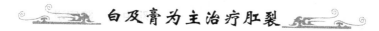
白及膏为主治疗肛裂

【方法】

苦参、黄柏各 20g，冰片（后下）5g，白及（研粉）10g。

每晚将苦参、黄柏各 20g 用温水 500ml 浸泡约 30min，再用文火煎 30min 滤出药液，趁热投入冰片（后下）5g，待药液适温后坐浴。然后取白及粉适量，加温水调成稠膏，用消毒棉签蘸少许涂在肛门裂口内，再取消毒纱布 1 块，涂少许白及膏，外敷于肛裂处，用胶布固定，每晚 1 次。一般用药后次日疼痛即消失，排便时痛感明显减轻，无出血，7 天裂损基本愈合。

【按语】

此法由王琳瑛推荐（王琳瑛．白及膏为主治疗肛裂．新中医，1999，31（9）：11.），据其介绍于 20 世纪用上法治疗肛裂 50 例，取得满意疗效。于 20 世纪 90 年代治疗一妇人之产后肛裂，患妇 2 年前分娩后出现大便困难、肛门剧痛，伴便时出血，每次便后疼痛持续数小时，甚为痛苦，曾用中药及高锰酸钾坐浴，症状时轻时重，每因食辛辣食物而加重。检查：肛缘处有一皮赘，其下有 3cm×0.5cm 溃疡面，基底灰白色。诊为陈旧性肛裂。用上法治疗，每晚 1 次。用药后次日大便即无出血，疼痛明显减轻，2 天后排便时疼痛消失，第 7 天复查肛裂愈合。嘱患妇忌食辛辣食物，每晚临睡前服麻仁滋脾丸 1 丸，对方半年未复发。

《本草纲目》曰："白及性涩而收，得秋金之令，故能入肺止血，生肌治疮也。"白及性收敛止血，消肿生肌，自古为疮科要药，敷治刀伤及手足皲裂效果甚佳。

（邓中光　陈安琳）

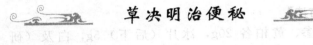 ## 草决明治便秘

【方法】
草决明 30～50g 煮水饮服，每日 1～2 次。

【按语】
草决明性味苦甘微寒，有润肠滑肠功效，既可治疗热结便秘，更适于津枯肠燥的习惯性便秘。且本品有平肝明目、降血压作用，对老年性便秘尤为适宜。

（吴弥漫）

淋巴结炎

 大敦穴放血治腹股沟
深淋巴结发炎

【方法】

以三棱针于足大趾末节外侧，距趾甲根角0.1寸（指寸），即外侧趾甲角与趾腹外侧缘连线之中点处，速刺放血，血由黑至红再呈淡红带淡薄透明液出再止血，一般只需患侧放血。

【按语】

凡患者遇有淋病、阴中痛、腹胀肿痛或下焦化疗后腹股痛，各病大多会伴发腹股沟深淋巴结炎。常见腹股沟一侧或双侧出现腹股沟淋巴结肿痛，每每令患者非常痛楚。

【病案举例】

病例一：黄某，男，42岁，因有肠癌及膀胱癌，已完成化疗，肛门已切割，靠人工造口排便，近日发现癌肿转移至肺。来诊诉说经多次化疗后见左腹股沟深淋巴结核肿痛，就是日常起居也见刺痛难忍。笔者于其左脚大敦穴（图7）放血，尽去黑血后即感腹股沟深淋巴结核不再有痛感，唯尚有肿胀结核。一直至十天后才有第二次赤痛感出现，但是这次痛楚尚可忍受。再于病患者左脚大敦穴放血1次，随后相关淋巴结核不再有肿痛。

病例二：麦某，女，30岁，常见阴门瘙痒及小便淋漓，近日见左右腹股沟痛，症见湿热下注，间中有尿血。笔者除拟龙胆泻肝汤内服，另拟外洗方给患者外洗（黄柏，蛇床子）。用药后阴门瘙痒及小便淋漓改善，唯两侧腹股沟深淋巴结核还是刺痛，于是于其双脚大敦穴放血，尽去瘀血后其双侧腹股沟深淋巴结核刺痛消除，多月来再没有腹股沟痛出现。

大敦为肝经井穴，有通经络作用。此穴放血可治相关少腹病、盆腔炎、附件炎、膀胱疾病。但是对于孕妇产前、产后，则不宜大敦穴放血。

（江洁慈）

腰 痛

平衡针针刺腰痛穴治疗腰腿痛

【方法】

腰痛穴定位：位于前额正中，人为地划一个"十"字，"十"字交叉点即为此穴。患者取坐位或卧位，常规局部消毒皮肤后，用2~3寸毫针，根据"病在上，取之下；病在下，取之上；病在左，取之右；病在右，取之左"的取穴方法，腰痛者采用快速进针法沿皮下骨膜向印堂方向平刺1~1.5寸，给以强刺激，于3秒内完成；而右侧腿痛者，进针时针尖沿皮下水平刺向左侧，左侧腿痛者，进针时针尖沿皮下水平刺向右侧。每天1次，连续1~3天。

【按语】

腰腿痛是临床一种常见的症状，可见于多种疾病，如外伤、急性腰扭伤、坐骨神经痛等疾病。腰腿痛一旦发作，疼痛剧烈，活动受限，疼痛困扰着大多数患者，尤其是在缺医少药的偏远山区及农村地区，更是因为经济原因而"讳疾忌医"，为此，发展中医药，采用平衡针治疗腰腿痛，是实现"人人享有健康"的一种选择。

平衡针灸是由全国平衡针灸中心主任王文远经过40余年精心研究，6000余次的针感体验，3000多家医院，42万患者的临床验证，成功探索了中枢神经反应在体表神经上的密码定位——现代针灸学。平衡针灸来源于中医学的心神调控学说和西医学的神经调控学说，突出一个核心——心理平衡，心理平衡是健康的基础，是防治疾病的核心。本疗法具备下列几个特点：单穴治疗（一病一穴，一症一穴）、三快针法（进针快、找针感快、出针快、3秒内完成）、即时效应——见效快、安全无副作用、痛苦少。

整体平衡一针疗法，根据中医阴阳整体学说、经络学说、传统的巨刺疗法，为远距离取穴。一般采用"病在上，取之下；病在下，取之上；病在左，取之右；病在右，取之左"的取穴方法。人体是一个有机整体，具有自身调节功能，正常情况下依靠机体自身即可保持人体内环境的相对平衡，如受到外因作用，内环境即可造成失衡，失衡是产生功能障碍的主要原因。平衡针法最大的特点是针刺效应的反馈原理，通过针刺平衡穴位来激发与调节机体免疫系统，增强机体内在抗病能力，使机体失衡状态得到纠正，达到自我修复、自我完善、自我调整、自我治愈疾病的目的。

平衡针法可刺激大脑皮质，促使其对能量和痛阈进行重新分配和调整，抑制患处大脑皮质相应区域的兴奋性，增加自我调控、修复功能；破坏疾病"稳态"，唤醒、强化人体自愈的潜能，通过上病下取，左病右取的良性刺激，激发了脊髓内镇痛系统闸门控制功能和脑内镇痛系统，诱发了吗啡受体、类吗啡样物质释放；降低了痛阈，提高阈值，减轻了水肿和激化反应的出现，一次性完成了镇痛效应—应激效应—免疫效应—内分泌效应。

解放军第187中心医院采用平衡针针刺腰痛穴治疗急性腰扭伤210例，针刺腰痛穴后，可使肌肉痉挛迅速缓解，疗效满意。

笔者通过对腰痛穴治疗坐骨神经痛、急慢性软组织损伤等疾病造成的腰腿痛的观察，证实针刺腰痛穴确有调节神经，活血化瘀，消炎止痛之功效，适用于各种腰腿痛病的治疗。针刺腰痛穴后，可以使肌肉疼挛迅速缓解，可使气血调和，经络通畅。同时嘱患者自身活动，助气血运行，疼痛可随之消失，故疗效显著。本法具有选穴少、见效快、疗效好、方便经济、无副作用等特点，患者易于接受，值得大力推广和普及。

（邹　旭　孙　静）

肾绞痛

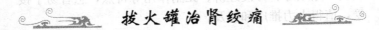

拔火罐治肾绞痛

【方法】

疼痛位置偏上者，在背部的对应位置拔罐（对应点在罐内靠近上沿）。

疼痛位置较低的，直接在下腹部痛点处拔罐。

【按语】

肾绞痛又称肾、输尿管绞痛，往往是由于尿道结石使肾盂、输尿管平滑肌痉挛或管腔的急性部分梗阻造成，特别是在结石通过输尿管三个狭窄部位时容易发生。其特点是突然发作剧烈疼痛，疼痛从患侧腰部开始沿输尿管向下腹部、腹股沟、大腿内侧、睾丸或阴唇放射，可持续几分钟或数十分钟，甚至数小时不等。发作时常伴有恶心呕吐、大汗淋漓、面色苍白、辗转不安等症状，严重者可导致休克。

用拔火罐治疗，简便易行，没有正规火罐时临时用杯子等亦可操作，止痛效果良好。有的患者本来疼痛剧烈，用罐后不久，未待起罐已安然入睡。止痛后可作进一步检查，以明确病因以治疗。

（邓铁涛经验，郑洪整理）

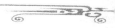

五龙指针治急性咽炎

【方法】

取穴：廉泉（图1、2）、喉干。

操作：

1. 廉泉穴上使用点振法3min，后叩温砭石20min。

2. 喉干穴（双）先使用点揉法，双臂同时运用五龙指针点揉法后，转斜70度向上，（即肩方向）使点压法，使循行感向咽喉，3min后，叩温砭石20min。

【说明】

《铜人腧穴针灸图经》云："治舌下肿难言，舌纵涎出，咳嗽上气，喘息，呕沫口噤，舌根急缩，下食难"。《经穴主治症》也道："治舌病，咽喉病，气管病，如舌炎，舌知觉神经麻痹，舌之运动肌麻痹有效。咽喉肿或气管发生故障，咳嗽痰多时，均有效。"

咽炎，中医称之"咽喉肿痛"、"喉痹"等，多因风热邪毒侵袭咽喉，肺胃邪热上壅，搏结于咽喉部所致。

廉泉穴位于结喉部，内通喉咽，上达颚部，具有清热利咽、消散郁结之功效。刺激该穴可直接作用于咽喉部，五龙指针能直达咽喉部、腮部和耳部。使周边组织功能恢复。

喉干穴为经外奇穴，位于曲泽下2寸，桡、尺骨之间。在前臂前面，肘横纹下两横指桡、尺骨之间（两侧）取穴。它正当心包经循行线上，所以有治心脏作用。本穴近于手太阴肺经，有滋阴降火、消肿止痛的功效，善治咽喉肿痛。在临床中五龙指针，治疗急性咽炎，效果在1min就能体验出来，基本上均可在一次治愈。

（施安丽）

五龙指针治肾结石疼痛

【方法】

选穴：三阴交（图 7）与委中（图 8），肾俞（图 3）与委中（图 8），昆仑（图 8）与中极（图 2），肾俞（图 3）与三间（图 5）。

操作：

1. 患者侧卧位，医者左右手同时施五龙指针于三阴交与委中穴上，点压法过渡到点震法，历时 3min，过后再换另一下肢，施同法进行 3min。

2. 患者侧卧位，医者同时施五龙指针的点压法过渡到点震法，左手在委中穴，右手在肾俞穴上（要求手法要轻，以补为主），一上一下，历时 3min。过后再换另一侧，同法施术，历时 3min。

3. 患者侧卧位，医者先用右手中指点压法于膀胱俞上，左手中指点压膀胱经的募穴（中极），同时点压后过渡到点震法，历时 3min。休息一下再换另一侧，同样手法进行 3min。

4. 患者侧卧位，医者用中指点压法在肾俞上与三间穴上慢慢过渡到点震法，历时 3min。然后休息 2min，再做另一侧，同样手法历时 3min。

【说明】

三阴交为足太阴、足少阴、足厥阴三经的交会穴，是回阳九针穴之一，具有补脾胃、助运化、利水湿、疏下焦、理肝肾、通气滞、调血室、理精宫、通经络、祛风湿之功。三阴交以滋肾阴为特点。同时配上委中，其又名血郄，是足太阳膀胱经的腧穴，下合穴，乃膀胱经脉气所入处，为合土穴，又是四总穴。委中以散表邪为要，与三阴

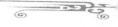

交互用，一上一下，一阴一阳，互为促进，调和阴阳，行气活血，清热解毒，止痛有奇效。

肾俞与委中

肾俞与委中配合运用是一种加强法。肾俞为足太阳膀胱经的腧穴，为肾脏经气输注的处所，有补肾阴、壮肾阳、促气化、利水湿、补脑髓、强腰脊、明目聪耳之功；委中穴乃足太阳膀胱经的腧穴，乃本经脉气所入，为合土穴，又是四总穴之一。肾俞以滋补为主，委中以疏泄为要；肾俞以调整肾脏经气为主，委中以调膀胱腑之气为要；肾俞为病所取穴，委中为循经远道取穴。二穴合用，一脏一腑，一表一里，一补一泻，相互制约，相互为用，和表里、通经络、补肝肾、利腰脊、止疼痛，相得益彰。

昆仑与中极

昆仑为足膀胱经的腧穴，有通经络、散瘀滞、行气血、止疼痛、调下焦、理胞宫、壮筋骨、强腰膝之功效。中极穴为膀胱募穴，也叫玉泉、气原、气鱼。中极穴也是任脉腧穴。任脉居中，为足三阴经之会极处，即位居人体上下左右之中央，故名中极。内为胞宫、精室所居，有培下元、助气化、调血室、温精宫、理下焦、利膀胱、清利湿热之功。

昆仑配中极乃一种加强法。对于肾的治理更有作用。

肾俞与三间

肾俞为足太阳膀胱经的腧穴，为肾脏经气输注的处所，有滋补肾阴、强健脑髓、壮肾阳、促气化、利水湿、强腰脊之功；三间穴为手阳明大肠经的腧穴，乃本经脉气所注，为俞木穴，有调腑气、泻肠热、利咽喉、止疼痛之功效。肾俞以滋阴为主，三间以泻火为要。二穴合用，一补一泻，相互制约，相互为用，滋阴降火，消肿止痛。在

肾 绞 痛

临床中，有 10％的肾结石患者通过治疗，用 B 超证实，肾结石消失。但这均是结石的直径在 1cm 之内者。止痛确实个个有效，而且立竿见影。

（施安丽）

跌打损伤

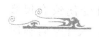 李氏外洗方治
手足筋络病

【方法】

原方组成：路路通、桂枝、海桐皮、宽根藤、入地金牛各 30g，笔者实践中各药加至每种 45g，肿时加泽兰45g，关节僵硬、功能障碍或骨刺形成者，每日加白醋一小碗。

先将药浸泡 10～15min，加水浸过药面 3 寸左右，煎煮 20min，如需加醋于煎煮时间足够后加白醋一小碗，闻到酸味即可使用。白醋易挥发不宜久煎。把药液置于患处下方，加报纸覆盖，熏蒸后继而淋洗，直至水温变冷，10小时后加热再洗，每日 2～3 次。

适应证：①骨折、脱臼因固定而致局部关节僵硬功能障碍者。②因劳损而致局部疼痛者，如网球肘、挠头炎等。③因骨刺形成而致局部疼痛者，如跟骨下缘、胫骨平台等骨刺形成。

【按语】

人在数十年间难免有骨折、脱臼、后遗造成功能障碍，以及筋健劳损或骨质增生以致患处疼痛，影响正常生活。笔者在 20 世纪 70 年代早期，进修骨科时曾有幸跟随荔弯区人民医院李家裕老师（佛山李广海第九子，人称九叔）学习了他的家传外洗方，觉得此方药味少而精，配伍

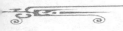
精当，效果明显，本人临床使用近40年，屡获奇效。

组方之义：路路通——通经络；桂枝——温经止痛；海桐皮——祛风；入地金牛——止痛；宽根藤——清热消炎、松弛筋络；泽兰——消肿。药仅六味却具有祛风通络温经止痛消肿功效。

【病案举例】

病例一：笔者于1991年初，一次意外受伤致右尺鹰嘴骨折、右股骨粗隆间骨折、右跟骨骨折。入住某骨科医院，7周后右肘只能屈曲于100度，经用上方熏洗4周，各骨折患处关节恢复如常。

病例二：老妪张氏，66岁，一个月前左膝关节屈曲疼痛跛行，腘窝后压痛明显，X光片显示：腘窝有一白豆样骨性物质，经上方熏洗3天，患处疼痛大减，跛行消失。

（陈建新）

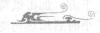

万应止痛油治疗
外伤瘀肿

【方法】

组成：万应止痛油主要成分是丁香、砂姜、川芎、桃仁、白芥子、苏木、三七、血竭、乳香、没药、当归尾、红花、羌活、吴茱萸、冰片。按中药药油的炮制方法炼制而成，备用。

用法：取万应止痛油适量，在患者的瘀肿部位作轻柔按摩，由轻至重，以患者能忍受为度，约20min，每天1次。如能配合理伤手法治疗，则疗效更佳。一般7～10天为一疗程。

跌打损伤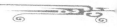

【按语】

中医药博大精深、疗效神奇，笔者 20 年来在澳洲以纯中医中药（没有采用任何西药）治愈无数患者，深感中医药的奇妙和好处，多年来成功案例不少，也得到很多本地西医的认同。

【病案举例】

某患者 3 天前从两米高的铝合金梯子上跌落，身体紧贴着梯子滑落地上，致右侧身多处肿痛，右上肢不能活动，送医院照片未发现骨折，仅做三角巾悬吊外固定。

患者经其华人朋友介绍来我诊所求治，我询问受伤经过和仔细检查伤部、阅读 X 片后，诊断为软组织严重钝挫伤，因为伤者从高处跌落时，被铝合金梯子挤压、擦刮、撞击，致软组织严重受伤，大面积血管破裂，瘀肿严重。检查患者虽然患肢极度肿胀（较健侧肿大一倍），皮色紫黯，但皮温尚可，远端脉搏和血运也还正常，应该不急于做切开减压，决定用笔者的经验配方——万应止痛油治疗，经 20min 的轻柔按摩，患者疼痛大减，伤部肿胀也减轻。次日复诊，患者诉疼痛续减，已不用服止痛药，检查见患部肿胀较一天前消退一半，皮肤原有的紫黑斑已散开成淡紫色。再用万应止痛油在伤患部做较前重的理伤手法，第 3 天肿痛已消减大半，患肢可恢复活动，患者到初接诊的西医复诊（因要取病假书），这个医师详细询问了治疗经过和检查了患者的伤患部，连声说：Amazing! Can't believe it!（太神奇了！不可思议！）并要患者将我的名片交给他，他要给我介绍患者，多年来，他转介了很多跌打损伤的西方人给我，经中医骨伤疗法的治疗，都收到很好的效果，也让澳洲主流社会对中医药有了更多正面的认识。

上述患者经万应止痛油外敷外搽两周，肿痛完全消

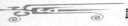
退，患肢功能恢复正常。万应止痛油是笔者根据多年的骨伤科临床经验而总结的配方，20年来在澳洲治愈无数伤科痛症患者，这些中药都有活血散瘀、消肿止痛的作用，其疗效在临床中经常得到证实，但如要我提供一些确切的科研数据，如用药前后或对照组的溶血因子、凝血因子对比，毛细血管和肌纤维的修复情况，因碍于时间、精力和在海外的条件限制，我并不能一一列出，但我认为，我是一个医师，不是一个研究者，我注重的是最终疗效，对于我来说，直觉的疗效和患者的赞许，比科研数据和论文要重要得多。

（吴擎添）

五倍子膏外敷治疗 软组织挫伤

【方法】

取五倍子500g，打碎，放瓦片上（或锅里），文火焙干，取出，研细末，置于容器中备用。如遇软组织挫伤，视患处大小，取适量五倍子粉，用食用米醋调成糊状，涂抹于油纸或塑料纸上，大小应超过瘀肿范围，厚度约0.2～0.3厘米，敷于患处，用绷带或胶布固定。每贴可敷2～3天，换药时用温水洗去旧药，换上新调五倍子膏。一般挫伤敷3～5贴，即能使瘀肿消，痛止。

【按语】

中草药治疗软组织挫伤的方法很多，用五倍子膏，应属简、验、便、廉的方法。

五倍子是倍蚜科昆虫角倍蚜 Melaphis Chinensis (Bell) Baker 寄生于漆树科植物盐肤木等树上形成的虫

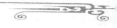

瘿。五倍子味酸咸，性寒，有敛肺止咳、涩肠止泻、涩精缩尿等作用。外用有收湿止血等功能。据《岭南中草药撮要》也介绍过本品外用治疗创伤出血和软组织创伤。

【病案举例】

黄某，男、23岁。白云区新市墟肖岗某制衣厂工人。2003年6月18日来诊。主诉昨晚走路不慎"鲤鱼反掌"，扭伤左踝关节，当时仅觉疼痛。今晨醒来左踝肿胀如馒头状，剧痛不可及地。予五倍子调膏外敷，三天后来复诊肿消过半，疼痛亦减，可跛行。再敷一贴而告愈。

（彭菩本）

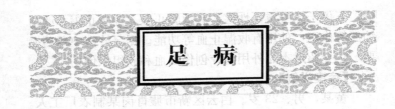

足 病

赤小豆、花生、薏苡仁、红枣治虚弱脚痿

【方法】

赤小豆、花生、薏苡仁、红枣适量炖服。

【按语】

本方系浙江省已故名老中医魏长春主任医师经验方，主治虚弱脚痿。

赤小豆味甘、酸，性平，性善下行，功能行水消肿，清湿热，解毒排脓；花生肉味甘平，能润肺解毒化痰；薏苡仁味甘淡，性微寒，性专达下，健脾渗湿，补肺缓肝，舒利筋脉等，善治脚气、痿躄；红枣补血。四味合用，味美营养，既治虚弱，又消脚气。

(骆仙芳 王 真)

沐足为主治疗掌跖多汗症

【方法】

1. 沐足兼浴手 ①经常用温汤睡前浴手足，保持手足清洁，经常换洗袜子，穿透气良好的鞋。②家庭浴足可用浓茶、酽醋浸泡手脚，每日 1 次，每次 30min。③中药可用明矾、葛根各 30g，煎水沐手足；或用五倍子、诃子各 15g 水煎沐手足。重症可加用洋金花 5g 水煎，皮肤有损伤者不用。

2. 穴位按摩　可揉按内关（图 4）、涌泉（图 7）、劳宫（图 4）（双），每日 1 次，每次 20min，手法宜柔和，用揉按法。还可掐叩外关，同时揉按两穴。

【按语】

手足掌跖多汗症迄今病因尚未完全阐明，为局部性多汗症的一种。单独手汗或足汗者偶亦见之，甚少。皮肤包括掌跖部位的汗腺为外泌汗腺，平均 $80\sim600$ 个/cm^2，掌跖部位汗腺较一般体表部位皮肤汗腺密而多。外泌汗腺的功能与顶泌汗腺（大汗腺）不同，主为散热。在受到热刺激时则出汗。但掌蹠部及额部的出汗为情感反应，在害羞、惊恐、愤怒、情绪激动时则见大量汗出。掌跖多汗症多在精神紧张、植物功能失调时出现。本症常从幼年开始，严重者手足湿冷，冬季易发冻疮；夏季易因汗多浸渍足部皮肤，发生足臭，严重者可继发感染。25 岁以后有自愈倾向。中医认为本病易受七情影响，称"脚汗"或"脚多湿汗"。

【病案举例】

某男，23 岁，高等文化，正在谈恋爱中，诉掌跖时有多汗，两足常因汗多潮湿。近日与女友会面时，情绪紧张，掌跖汗水淋漓，握手时甚感尴尬，迫切要求治疗。诊断为掌跖多汗症，辨证为阳虚腠理不固之自汗。治疗采取综合措施：①心理治疗：解释多汗原因，给以知识和心理支援，解除其思想顾虑，教以控制感情方法。②沐足：方用明矾、葛根煎汤与五倍子、诃子煎汤浴足交替进行，每日睡前浴足 1 次。③穴位揉按：取涌泉、三阴交、内关（双），沐足后揉按 20min。坚持治疗近 2 个月，多汗逐渐控制，仅掌蹠少许潮湿而已，心情已转趋安定。

(靳士英)

沐足为主治疗脚
蹈趾外翻症

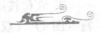

【方法】

主要用于轻症早期。

1. 沐足 方用当归、赤芍、川芎、姜黄、干姜、桂枝、乳香各 15～20g，煎水，兑入温汤，先熏后洗，每晚寝前 1 次，30min 浸渍足部。

2. 按摩脚蹈趾，使之放松，再轻轻用力矫治 20min。

3. 换穿宽头大鞋，免穿高跟鞋。

【按语】

本病是指蹈趾向外偏位，第 1 跖骨头向内膨出所致的足部变形。正常人跖骨与蹈趾趾骨长轴不完全在一直线上，蹈趾稍微外倾。通常第 1、2 跖骨长轴的夹角在 10°以内，第 1 跖骨与蹈趾趾骨长轴的夹角在 10°～15°之间，超过这一界限则为脚蹈趾外翻。放射线摄影：第 1 跖骨内翻角大于 10°，跖骨头内侧有外生骨赘；有时合并有滑囊炎、跖骨关节炎、籽骨移位。如足蹈趾外翻将第 2 趾挤向背面，可形成锤状趾，各跖骨头张开，第 2、3 跖骨头跖面因负重加大而形成胼胝。

本病多因穿狭窄的尖头皮鞋特别高跟鞋挤压有关，女性多于男性。

【病案举例】

某女，26 岁，礼仪小姐。诉脚痛 1 年余，行路时疼痛加剧。缘患者因工作需要常穿着尖头的高跟鞋，后跟高

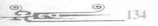

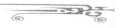

达 5～6cm，鞋头又尖又扁。近来足痛越趋严重。查左右
两踇趾轻微外翻，踇趾跖趾关节背侧皮肤与鞋摩擦增厚粗
糙，第 2、3 跖骨头跖面皮肤已形成胼胝。无锤状趾。诊
断为踇趾外翻症。嘱患者尽快换着鞋头宽大，鞋跟高度适
中，柔软舒适的鞋。每晚睡前坚持沐足，并用药液浸
30min，然后广泛揉按足跖足趾，推扳踇趾使逐渐复常，
经两个半月治疗，足痛明显减轻，踇趾外翻明显改善。

（靳士英）

沐足为主治疗冷症
——空调腿

【方法】

1. 沐足　方用附子、肉桂、干姜、细辛、吴茱萸、
当归、川芎、羌活各 15g，煎水，兑入浴盆中沐足，每晚
睡前 1 次，先熏后洗，每次 30～40min。连续 4～6 周，
后改为热水沐足形成生活习惯，坚持不懈。

2. 点燃艾条（中药店有售）悬灸足三里（图 6）、三
阴交（图 7）、涌泉（图 7）三穴（双侧），每穴 5min，双
侧，每日沐足后实施。

3. 重症辅以中药内服，并嘱在空调房不宜久坐，定
时活动双腿，加穿衣裤。

【按语】

冷症亦称怕冷症，是现代中医命名的病证，是中医对
生活习惯病的一种新认识。病因有：①饮食因素，主要为
嗜食生冷，喜用冷饮、冰淇淋，雪藏水果、冰冻食品等。
②环境因素，主要为过用空调，长时间生活在冷冻环境
下，且室内外温差过大，加之衣着单薄，坐姿工作，活动

少，或过用冷水淋浴。③社会心理因素，主要为心理压力大，生活节律快，生活事件多，竞争激烈。其他因素尚有过度减肥、夜生活多、过度劳累、缺乏运动等。临床表现常见三种类型：①肺气不宣、卫表不固，症见畏寒怕冷、鼻流清涕、肢冷、易感冒或感冒缠绵不愈。②脾阳不振，症见腹部冷感、纳差便溏、肌力减退。③肾阳不足，症见肩背冷痛、疲劳倦怠、四肢冰冷、夜尿频多。

【病案举例】

某妇女，27 岁，公司职员。因长时间坐办公室从事文秘工作，使用空调过度，加之衣履单薄，短裙露足，致双腿冷痛，畏寒，易感冒，消化不良，食欲欠佳。用前方每晚沐足 1 次，睡前 30min，并灸足三里、三阴交、涌泉三穴（双），坚持 8 周。并嘱在空调房内适当活动，加衣，搓腿，活通血脉痊愈。

体会：近年来因空调使用不当致感冒久久不愈者甚多。特别以小儿、老人为最常见。特别婴幼儿因吹空调过度，汗腺发育欠佳致长大排汗不良者有之。因此建议少吹空调，室内外温差不要太大，正常夏日出汗必须要有，婴幼儿更宜加强锻炼，把婴幼儿长期放在空调房内生活，实为不智之举。

（靳士英）

沐足为主治疗足跟痛

【方法】

1. 沐足　方用当归、川芎、羌活、防风、桂枝、姜黄、独活、附子各 15～20g，煎水，兑适量温汤，先熏后洗，每晚寝前浸渍双足 30min。

2.穴位按摩 取穴涌泉（图7）、三阴交（图7）、足三里（图6）、内庭（图6）（双），沐足后揉按20min，或用灸法。

【按语】

中医认为本病多为血热、痰郁所引起，朱丹溪称"足跟痛"，李梴称"脚跟痛"。西医学认为本病病因较复杂，如跟骨骨质增生、跟垫炎、跖筋膜炎、跟骨后滑囊炎、跟骨骨突炎、距骨下骨关节炎均可引起本病。就是说，它与足跟部骨质、关节、滑囊关系密切。找不到原因的习称自发性跟痛症；经半年以上治不好的习称顽固性跟痛症，多认为与跟骨内压增高有关。

常见的为跟骨骨刺和跟垫炎，多见于中老年人。足垫是由纤维组织形成的间隔与脂肪组织、弹力纤维形成的弹性衬垫，青年时弹性甚好，能减轻震荡，年老后跟垫弹性变差并退行性变，在承重和受冲击时，跟垫的纤维间隔撕裂，脂肪组织被挤出纤维间隔，重力直达跟骨，日久跟骨皮质增厚，形成骨刺。临床表现为：久坐、久卧后，下地站立时足跟痛明显，稍事休息可减轻，再行走时痛加重，不耐久行、久站。跟骨结节部及整个足跟下方压痛明显，可见足底肿胀。放射线摄影可见跟骨结节向前呈尖突状骨刺。

【病案举例】

某男，65岁，素健康，喜饮酒，善跑步。近两年来右侧足跟踩地痛，休息则减轻，走路则疼痛加剧，足跟局部压痛明显。放射线检查，诊断为跟骨骨刺。采用沐足，方用当归、川芎、赤芍、姜黄、郁金、羌活、桂枝各15～20g，煎水兑适温水，每晚寝前先熏后洗，浸渍足部30min。然后揉按涌泉、足跟20min。坚持2个月。或辅以灸法，"以痛为腧"，每次20min。经3个月治疗，足跟痛完全缓解，2年未见复发。

（靳士英）

沐足治疗脚癣

【方法】

1. 沐足 先用温水洗浴，使足部皮肤清洁，擦干。再用药液浸足。方用：苦参、蛇床子、川椒、百部各15～20g煎水；丁香5g后下，兑适量温水，浸渍两足30min，每日2次。或用明矾、黄连、黄芩、黄柏、大黄、侧柏叶15～20g煎水沐足，可与前方交替应用。

2. 保持患足清洁、干燥、通风，经常换洗消毒袜子。有感染者视病情加用内服药物。

【按语】

本病是毛癣菌与表皮癣菌属多种癣菌侵犯足跖及趾间皮肤引起的浅部真菌感染性疾病，在江南温热潮湿地区，成人患病率高达50％～60％，一般不被人们重视，常疏于治疗。症状常夏季重而冬季轻，但迁延难愈，往往蔓延至手及趾指甲。根据临床表现常分为三型，即水疱型、糜烂型、鳞屑角化型，临床上三型多同时存在，严重者继发感染。

本病俗称"脚气"，中医称"脚气疮"，"脚丫湿痒"、"脚丫疮"，有感染时称"臭田螺"。认为由湿毒所引起。

【病案举例】

某男，45岁，间断性两脚丫部糜烂16年，一般春夏严重，双脚特别是足蹠、赤白肉际附近出现小水疱，瘙痒难耐；水疱破裂，疱液流出则干瘪干涸，皮肤角化脱屑，瘙痒缓解。部分趾间主为第4、5趾间，第2、3趾间表皮浸软发白糜烂，渗液多，有臭味；有的部位表皮剥脱，露出鲜红色糜烂面，鼠蹊部淋巴结肿大数个，无发热。秋冬季皮损呈癣屑角化型改变，在足赤白肉际上下尤以足跟两侧为明显，皮肤角化层增厚、粗糙、鳞片样脱屑，干裂。不时有小水疱出现，痒感明显。常用癣敌、克霉唑水剂、土槿皮酊涂擦，能控制症状而不能根治。诊断为脚癣，三型同时存在，并有轻度感染。治疗用温汤清洗双足，拭干再用前方浸泡沐足 30min，每日 1～2 次，睡前必行 1 次。对鞋袜清洗消毒勤换，足部保持干燥、通气、清洁，至 5周浸泡病情控制，皮损消退，皮肤逐渐康复。以后养成习惯，每天洗脚或用中药泡脚，至少每周 2～3 次，又观察半年未见复发。

（靳士英）

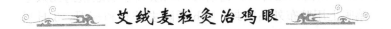

艾绒麦粒灸治鸡眼

【方法】

取艾绒少许，搓捏成麦粒状大小之艾绒粒，直接放在鸡眼上，然后点燃之，让其燃至熄火，此为一壮。如是灸 3 壮，此为 1 次。2～3 天后，用利刀把鸡眼表面被烧焦的角化层削去（以不觉疼痛为度），然后再用上法直接灸之。如是者 3～4 次，鸡眼可连根突起脱落，日后不留瘢痕。

【按语】

"鸡眼"属物理性皮肤病之一，多发于足部，偶见于双手，是由于受到挤压，摩擦而发生角质增生而成。特征是淡黄或深黄色圆锥状角质增生，其深处有一灰白色鸡眼滑囊，行走或受压迫时有疼痛感，中医因其外形似鸡眼，故称之为"鸡眼"，又因其根陷肉内，压之疼痛，故又称为"肉刺"。

"麦粒灸"是中医艾炷灸法之一，实行此法应注意以下几点：①选材要精，市面所售之艾条中的艾绒较粗，可取出部分在掌心反复搓揉，去掉粗末，剩下精细之艾绒，才能捏出小麦粒状之艾炷。②艾炷不能过粗过大，要比鸡眼小，燃点后以疼痛能忍受为度，过于疼痛难以忍受时可把艾炷压灭，但必须要把鸡眼表层烧焦，若鸡眼过大，可分多次烧灼，这可避免因烧灼过度而烧伤周围健康之皮肤形成水疱。

笔者少年时手足部曾长有鸡眼，先后用此法治疗，3～5次便愈，不留瘢痕。治疗时虽有些疼痛，但疗效确切，简便易行。

若患者怕烧灼疼痛，笔者再推荐一"蒜葱椒糊剂"敷贴鸡眼疗法：取大蒜（干品）一个，葱白10cm，花椒3～5粒，共捣如泥备用。施治时视鸡眼大小取适量药泥敷于鸡眼上用胶布外贴密封。24h后除去胶布和药泥，3日后鸡眼开始变黑并渐脱落。一般1次可愈，最多2次可愈。此法选自《中西医结合杂志》1989年第8期490页，原方治疗158例共192个鸡眼全部治愈。但要注意的是：上述三味均为辛辣之品，有一定的刺激性，使用时应注意保护正常皮肤。

（邓中光）

带状疱疹

薄棉片烧灼法
治带状疱疹

【方法】

把药棉撕掰成薄如纱纸的薄片，约拇指甲大小，敷贴在疱疹之上，然后用火点燃，可按带状疱疹的大小，分多次逐一敷贴点燃烧灼，务必使全部带状疱疹被烧灼一遍。为了防止再有新的带状疱疹出现，可在疱疹的成带路径上细心寻找若隐若现将要发出的疹块红斑，再加以烧灼。此可截断带状疱疹之发展，使病向愈。

【按语】

带状疱疹，常发于胸胁腰背部，其次是颜面、下肢等部位。中医多称为"火丹"，发于胸胁腰背部者称"缠腰火丹"、"串腰龙"，生于其他部位者称"蜘蛛丹"、"蛇串疮"等。"火丹"是形容本病毒盛火炽，常骤然发生，初起皮肤发红，继则出现密集成簇的，绿豆大小的疱疹，疱疹三五成群，灼热剧痛。皮疹常沿周围神经分布排列，以肋间神经、三叉神经分布较多，往往排列成带状，故称为带状疱疹。中医多从火热湿毒郁结肌肤论治，除运用药物治疗之外，民间常用灯火燋法治之，即用灯心草沾油，点燃后逐一在每一成簇的疱疹中央燋去，有多少簇则做多少燋（关于灯火燋的方法在本书"灯火燋治疗痄腮"一文中有具体介绍）。薄棉片烧灼法是在灯火燋的治法上改良而

141

来，临床实施时取材方便，施治便捷。在疱疹表面进行烧灼，是以火攻火之法，中医有"火者散也"之说，疱疹所郁结之火毒经此烧灼后，则火消结散，不再郁结为患，有利于疾患的转愈。

施行薄棉烧灼法时，应注意以下几点：①棉花片一定要撕掰得很薄很薄，像透明之纱纸那样，过厚的棉花片会把患者的皮肤烧伤并给患者带来痛苦。②一次烧灼的面积不要过大，每次烧灼的面积以拇指甲大小为宜，逐一把带状疱疹的皮肤烧灼一遍即可。薄薄的棉花片在点燃时会一烧即过，瞬间熄灭，不会给患者带来难以忍受的痛苦，在临床上常见患者经烧灼时反而会感到疼痛的皮肤患处痛楚即时减轻。小面积逐片烧灼是不会烧伤皮肤的。③此法的施治很讲究时机，一般在带状疱疹出现的一周内施行，越早越好，越迟疗效越微。此法只施行一次即可。然后再配合药物治疗。对于病情较轻，发现越早，施行此法及时者，不用服药也能治愈。笔者运用此法治疗带状疱疹多年，已成常规疗法，绝大多数患者经此法施治后，其患部疼痛会迅速减轻，预后良好。

（邓中光）

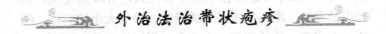

外治法治带状疱疹

【方法】

初起1～2天内，用灯火燋法最佳，取粗灯心1条浸食油后点燃一端，用拇指、食指拿着迅速对准疱疹患处的最高端、最低端、左右两边最末端、及全疱疹患处的中心，共五处各点燋一次，一触即可，发出"啪"的响声而火灭，便是一燋。然后局部涂上复方支花头浓缩液日2～

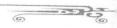

3 次，2～3 天可止痛，干燥结痂、或涂上一（些）抗生素软膏，再盖上一层纱布，以免衣物擦损病处。

【按语】

本病多见于春、秋两季，病程 1～2 周，愈后极少复发。

对皮肤损害为集簇成群的水泡，绿豆大小，数群排列呈带状，基底潮红，自觉灼热感及刺痛，易引起附近淋巴结肿大。与本病区别者是单纯性疱疹，后者好发于皮肤与黏膜交界处，如口唇周围，外生殖器，不沿神经分布，自觉灼热和微痒，多见于感冒发热，或胃肠疾病者，且常反复发作。本病如病程日久局部有溃疡，不宜用灯火燋法，可用复方支花头液外涂，日 2～3 次。如有合并其他病证，应按病情另做治疗。

复方支花头液制法：七叶一支花 30g，板蓝根 30g，地榆 30g，黄连 9g，川楝子 15g，苍术 15g，煎水 6 饭碗剩 1 碗半备用。

（李春辉　李树成）

 # 刺络拔罐治疗带状疱疹后遗神经痛

【方法】

带状疱疹后遗神经痛是带状疱疹最常见，是棘手的后遗症之一，根据带状疱疹病变区或病毒所侵犯的相关神经分布区域，对皮肤进行常规消毒，用消毒过的梅花针在上述部位进行叩治，至皮肤发红，可见部分红点样的小出血点。再在已叩过的皮肤区域用拔火罐进行拔罐治疗，可见罐中有少量的血水。约 10min 起罐，抹去血水，消毒皮

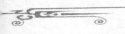

肤即可。可视病情轻重，每天或隔天治疗 1 次。一般治疗
3～5 次，较顽固的神经痛都能减轻，以至消失。

【按语】

刺络拔罐疗法属于刺血法，已有 2000 多年历史。刺
血法有泄热祛邪，除湿解毒，活血去瘀，祛风通络，消肿
止痛，调和气血，开窍醒神等作用。一般刺血法仅仅叩
刺，出血量少，作用深度浅，泄热祛邪力薄；而刺血拔罐
疗法，出血量较多，作用深，功效明显增大。特别对于一
些邪热甚，瘀毒深，缠绵久的一些顽固性疾病，可显示出
其优越性。

对于何时使用本疗法，应在疱疹开始消退即可进行。
对于头面部难以拔罐的区域可用走罐或飞罐。但眼、耳、
口腔、鼻腔、男女生殖器等处不能拔罐。

刺络拔罐不独对带状疱疹后遗顽固性神经痛有效，对
陈旧性软组织挫伤久治不愈，对顽固性结节囊肿型痤疮，
对一些不明原因的顽麻痹痛等疑难病都有较好疗效，确值
得广推应用。

（彭菩本）

扁平疣

 鸡内金治扁平疣

【方法】

1. 先按正常剂量服用板蓝根冲剂。

2. 将疣周围的皮肤洗净，并用 75% 的乙醇消毒，用无菌针头将疣挑破直至出血，若疣表面的角质层较厚，可用利刀削去，然后用新鲜鸡内金（干的可用水浸软）摩擦局部 2～3min，力度适中，可横、竖、环向摩擦，每天 1～2 次；也可将新鲜鸡内金直接贴敷，于出现较早、较大的疣上，每天 1～2 次，每次 10～30min。一般 3～4 天可愈。

【按语】

此疗法是万志民向《中国中医药报》提供的，刊登于 2005 年 11 月 21 日《中国中医药报》的"用药版"。扁平疣是由人类乳头瘤病毒引起的皮肤病，虽不是大病，但给患者的美容、美观及形象带来损害及苦恼。鸡内金俗称鸡肫皮，有消食健胃排石之中药功效。据万志民介绍，鸡内金中含有胃蛋白酶，夹角蛋白酶及谷氨酸精氨酸等 17 种氨基酸，氨基酸的总量为 80%，而且还含有提高机体免疫和抗病毒的作用。采用单味鸡内金外治及内服板蓝根冲剂的方法用于治疗扁平疣效果非常不错，一般情况下，较早最大的几粒疣清除后，其余的也会相继消失。其疗效可以达到使疣表面干燥、结痂、直至脱落，不留瘢痕，无色

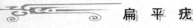

素沉着。且鸡内金药源广泛易得，疗法简便验廉，比之其他疗法如冷冻、激光和手术等疗法更容易在基层医院及患者中普及，故特录之。

（邓中光）

生薏苡仁粉冲服 治疗扁平疣

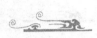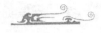

【方法】

用生（不用炒）薏苡仁磨粉，每次 10～15g，1 日 3 次，开水冲服，连续服用 20～30 天，扁平疣可自行脱落，此法符合简、便、廉、效的原则，无毒副作用。

【按语】

薏苡仁为禾本科多年生草本植物薏苡的成熟种仁。其性味甘淡微寒，多以为此品平淡无奇，只注重其利水渗湿之效，而忽略其他功效，观《金匮要略》除麻黄杏仁薏苡甘草汤治风湿外，以及治胸痹之薏苡附子散、治肠痈之薏苡附子败酱散、《备急千金要方》苇茎汤之治肺痈，皆非用作利水渗湿。而胸痹为胸阳不运，血脉痹阻，肠痈、肺痈条文中均注明"其身甲错"、"胸中甲错"，"甲错"者肌若鱼鳞之错也，仲景均视为瘀血之证。胸痹、肠痈、肺痈均非一般之疾，古人委薏苡仁以重任，可知本药非一般平淡之品可比，扁平疣虽非大病但也是气血结聚而成，余用此法已治愈扁平疣十余例，患者初服时往往信疑参半，至疣体自然脱落后才啧啧称奇。

又悉，从薏苡仁中提取出苡米油，有抗癌作用，可单独使用或作为化疗的辅助剂，已广泛应用于临床。

（黄仕沛）

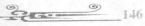

痱 子

 木鳖子叶治痱子

【方法】

取木鳖子老叶一把，洗净搓烂，置盆中，冲入清水，搓洗全身皮肤。

【按语】

木鳖子属蔓草类（李时珍《本草纲目》）春生苗作藤生，叶有五丫，状如山药，青色面光，四月生黄花，六月结实似瓜蒌而极大，生青熟红黄色，肉上有软刺，每一实有核三四十粒，其状扁如鳖，八九月采之。岭南人采嫩实及苗叶作茹蒸食。主治：折伤、消肿恶疮、除粉刺、妇女乳痈、肛门肿痛、痔瘤瘰疬等。木鳖叶的清热解毒功效见诸于取苗叶煮汤进食，取老叶搓烂取汁冲水外洗。

笔者曾在广西，见当地人春天种植木鳖于屋旁，藤攀篱而生。夏令天气炎热，儿童多长痱子、头疖。乃采老叶每晚为小孩搓洗皮肤，不但止痒，而且皮疹很快结痂好转。

（刘润珠）

痱　子

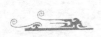

紫金锭、双料喉
风散治热痱

【方法】

紫金锭适量压碎成粉状，加双料喉风散，两药剂量等分，清水调匀搽患处，用药多少视病情需要而定，随用随调，每日 2～3 次，连用 2～3 天。

【按语】

紫金锭、双料喉风散为常用中成药，一般药店均有售。该两药有清热解毒、消肿止痒作用，外用搽治热痱效果甚佳。单用紫金锭亦可。

（吴弥漫）

瘙痒

沐足为主治疗瘙痒症

【方法】

1. 沐足方：药用防风、荆芥、苦参、徐长卿、地肤子、蛇床子 15～20g，煎水，兑适量温水于沐足盆中，用前加冰片 2g，药液浸洗至膝部，寝前洗浴 1 次，每次 30min。3 周为 1 疗程，可连用 2～3 个疗程。

2. 穴位按摩与针灸，取穴曲池（图 5）、合谷（图 5）、血海（图 7）（双）每日 1 次。1 周为 1 个疗程，休息 2～3 日，再做第 2 个疗程，可连续 3～4 个疗程。

3. 顽固病例可用内服中药法。

【按语】

本病病因尚未阐明，常见内因为肝胆病、肾病、糖尿病、甲状腺病、肿瘤、肠道寄生虫病、神经系统疾病、药物反应、妊娠等。常见外因有寒冷，特别冬天小腿前胫部被冷风吹袭最易发生局部严重瘙痒，冬季尤为多见；干燥、炎热、洗浴过勤且用碱性肥皂，致保护皮肤的角质层及皮脂受损，引起瘙痒；亦见于皮毛、化纤等物质接触过敏，过食辛辣者。中医认为本病系由风、湿、热合邪所致，另外血虚、血热均可引起瘙痒。大抵风盛则走窜无定处；湿热多固着缠绵，且常见湿疹抓破渗湿；热盛则见焮赤灼热；血虚则见皮肤干燥、粗糙、变厚等。

现代皮肤科将本病分为两型：全身性瘙痒，多发于

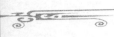

冬、夏，至春暖、秋凉缓解。皮肤缺少皮损，主为瘙痒难耐致局部出现搔痕血痂。久之，则皮肤粗糙、色素沉着。瘙痒部位以躯干为主。局限性瘙痒好发于外阴、肛周、阴囊、大阴唇、眼睑、头皮、小腿、外耳道等处，瘙痒范围常局限于一处，因搔抓致搔痕累累，皮肤粗糙皲裂、色素沉着，有时渗出浸渍形成湿疹。

【病案举例】

病案一：某男 52 岁诊断为原发性硬化性胆管炎，全身黄疸，血清胆红素，碱性磷酸酶、谷氨酰转肽酶、谷丙转氨酶、谷草转氨酶均高，皮肤及巩膜黄染久久不退，要中医协助治疗。诊断为湿热黄疸，治以清热利湿、疏肝利胆、养肝保肝之处方，内服中药，辅以沐足，方用：姜黄、苦参、蛇床子、郁金、牡丹皮、栀子、茵陈各 15～20g，沐足或浴身，坚持治疗 4 个月，黄疸消退，诸酶降至正常，瘙痒去除。

病案二：某男，70 岁，诉下肢瘙痒。每逢冬日，天气寒冷，北风吹冻小腿，大衣不能遮蔽，则前胫部在室内痒甚。已有 10 余年病史，每次瘙痒发作，不搔抓至出血痛甚则不能止痒，至春暖花开则瘙痒自止。见两胫前皮肤粗糙，抓痕明显，色素沉着，诊断为局限性瘙痒症，辨证为血虚风盛。沐足方用当归、川芎、赤芍、羌活、防风、姜黄、蛇床子、苦参、桂枝各 15～20g，煎水兑适量温水，先熏后洗，每晚寝前 30min 沐足。并在沐足后，揉按血海、三阴交、涌泉（双）20min。6 周后痒止，继续温水沐足 2 个月巩固疗效。

（靳士英）

烧烫伤、溃疡

熊胆防治放疗皮肤灼伤

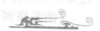

【方法】

熊胆半粒米大，化水一茶匙（10～15ml）。于放射治疗时，涂于放射区域稍大范围的皮肤上。每次放疗前后各涂一次，至疗程结束。

【按语】

熊胆味苦，性寒无毒，外用能治诸痔、耳鼻疮、恶疮（李时珍《本草纲目》）。现代放疗过程中，射线对皮肤有灼伤反应，严重时皮肤起泡、脱皮、变黑。熊胆有清热解毒作用，可保护皮肤，减轻火热灼伤之损害。

【病案举例】

患者林某，女，50岁，2005年6月确诊鼻咽癌。在广州某医院放疗30次。期间，每日外涂熊胆溶液于放疗区域，治疗前后各1次。疗程结束，皮肤保持完好，颜色稍加深。一个月后，恢复正常。

（刘润珠）

蜂蜜涂抹治烫伤

【方法】

1. 对一般烫伤面积不大的，用蜂蜜涂抹在烫伤处，

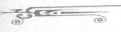
一般 10min 左右，疼痛消失，再将纱布粘满蜂蜜贴在伤处加以保护，以免破损感染。

2. 对严重烫伤或烫伤面积较大者应送医院诊治。

【按语】

日常生活中常由于开水、热粥、滚汤、沸油等引起，这类由热液体引起的伤害称为烫伤。

【病案举例】

1960 年 9 月，4 岁小孩，体健活泼、可爱好动，时遇夏天季节，小孩光身只穿一条短裤子，手握一根玩具木枪，从床上跳下地面，作爬行射击状，不幸碰动桌上一个竹壳的热水瓶，突然掉下，正烫在小孩的背上。

到诊所，见小孩背部发红肿胀和疼痛，并有大、小泡，水泡底面为鲜红色，且有部分穿破，小孩烦躁痛哭惊慌，时在农村，又远离城市，当即采用民间诊疗法，取 2 斤蜂蜜，加入数粒黄连素片研成粉末调和后，用消毒纱布粘满蜂蜜，贴在背部伤面上，约 10min 小孩痛止，安静入睡，以后不断将蜂蜜滴淋在纱布上，保持湿润，3 天后伤面并无感染溃烂，7 天后痊愈。

（李春辉　李树成）

 白砂糖外敷治溃疡

【方法】

把白砂糖铺填满溃疡面，并使之稍堆隆起，然后用胶布条叠瓦式封贴好，三五天后，待白砂糖溶化，封贴胶布的表面按之出现波动感即可换药，再用白砂糖如法敷之，直至溃疡面愈合。

【按语】

此法对褥疮所致的以及慢性难愈的溃疡较为适宜。用

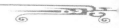

白砂糖作药治疗溃疡，早已有之。清代名医王清任所著的《医林改错》就有用白砂糖作药的方剂，方名"木耳散"，本方"治溃烂诸疮，效不可言，不可轻视此方。木耳一两（焙干研末）白砂糖一两（和匀），以温水浸如糊，敷之缚之。"法国巴黎比夏医院试用普通砂糖填塞患者创口，已取得明显疗效（见《科技动态》1989 年 22 期"国外用砂糖治疗术后感染"）。法国研究人员认为："砂糖之所以能治好溃疡，是因为糖所造成的高渗压能把创口中细菌的水分吸出，从而使细菌处于脱水状态；糖还可以阻碍细菌接近比邻的营养物，不过砂糖疗效的这种解释还在争论中。"笔者认为，对于慢性溃疡，属日久不愈之阴疮范围，此时病证已不是热毒实证，而已转化为虚损之病，治疗重点应从攻邪转移到扶正、内托生肌上来。砂糖之作用，重点不在于抑菌，而在于给溃疡面有一个营养的环境，这符合中医扶正祛邪的法则，故能生效。

（邓铁涛经验，邓中光整理）

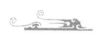 黑木耳治疗创面 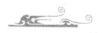 肉芽过剩

【方法】

取平柔、肥厚而无缺损的木耳，用温开水浸透胀大后，乙醇消毒。伤口周围及肉芽用生理盐水清洗消毒后，将木耳平敷贴于肉芽上，纱布包扎，3～4 天拆开观察 1 次。一般 1 次可愈。

【按语】

此法源于《中药大辞典》木耳条之"临床报道"。据报道此法治疗 2 例，均于 3 天后痊愈。据其分析，木耳疏

松易收缩，吸水性强，能将肉芽中的水分大量吸收，使肉芽开始干萎；加之木耳干燥后，收缩皱凸，给肉芽均匀压力，使肉芽过剩部分褪平，上皮细胞随着向中心生长，伤口易于愈合。

（邓铁涛　邓中光）

蛇 伤

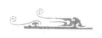"呀丫"治疗
毒蛇咬伤

【方法】

"呀丫"是黎族语蛇药的意思。"呀丫"生长在海南岛树林中的一种小灌木，是黎族同胞治疗毒蛇咬伤的一种有效中草药。被毒蛇咬伤后，先看看伤口有否毒牙留下，如有毒牙，应先予拔除，然后挤出伤口带有蛇毒的血水。立即取"呀丫"树叶一把（约30片叶），捣烂，加入少许凉开水（约100ml），用布包裹，挤出药汁，给患者顿服，如牙关紧闭者，用筷子撬开患者的嘴，慢慢灌服。布包的药渣，以离心方向拭擦伤口十余遍。然后取出药渣，敷于伤口处，注意在伤口牙痕处留一小孔，以便排毒。

按此方法处理后，一般很快症状减轻，以至缓解。如毒剧症重者，可反复使用本方法2～3次，并及时到医院抢救。

【按语】

毒蛇咬伤后必须分秒必争，及时处理伤口，结合止血带包扎患肢，另外让人尽快取回"呀丫"及时喂服。

"呀丫"治疗毒蛇咬伤是黎族草医的秘方，20世纪70年代初，为了挖掘民间中草药为治疗常见病的经验，我们走家串户，黎族老草医献出此方。经我们多次验证，确实有效。1970年海南举办中草药展览，我们把"呀丫"送

展，其他黎族草医亦公认这种蛇药。当时请教有关专家，可惜都未能确定"呀丫"的学名和科属，成了最大的遗憾。

"呀丫"多生长在村边树林中，为常绿小灌木，叶深绿，油润有光泽，呈长尖卵圆形，树干有称星样小白点，如同岗梅根。其味极苦。

【病案举例】

周某，男，32岁，公社医药公司职工，1972年4月初诊。患者支农割草时被银环蛇咬伤左食指，送来时已觉喉头不适，张口困难，讲话含糊，胸闷，四肢麻木，经简单对症处理后，更烦躁不安，四肢抽搐。经用本药治疗后，约10min后逐渐安静，1h后未经其他处理获得缓解，无后遗症。

（彭菩本）

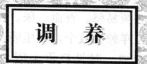

调　养

沐足为主治疗慢性疲劳综合征

【方法】

1. 沐足　方用黄芪、桂枝、当归、川芎、姜黄、防风各 20g，水煎 20～30min，药液兑于适温的热水盆中，先熏后浸洗 30min。每晚睡前 1 次，每 3 周为 1 疗程，休息 2～3 日再行第 2 疗程，然后改为温水浴足，每晚睡前 1 次，形成习惯。

2. 穴位按摩　取穴足三里（图 6）、三阴交（图 7）、涌泉（图 7），每穴各 5min，每日 1 次。在沐足后进行。

3. 劝患者改善生活节律，适当增加运动；重症内服中药治疗。

【按语】

本病是美国疾病控制中心于 1988 年正式命名的新病，主要指健康人出现原因不明的显著的全身疲乏感 6 个月以上，难于坚持正常工作与生活的一组表现。病因不明，有病毒感染说、免疫功能异常说、内分泌失调说等。一般认为常因病毒感染和神经－免疫－内分泌失调所引起。中医认为本病是因心身过劳引起轻症虚损，常有阴阳气血失调表现。偶见低热与颌下颈部淋巴结肿大。

【病案举例】

某女，30 岁，公务员。主诉：半年来疲劳倦怠，每天下班回家要卧床休息 2h 还不够解乏。开始起于外感，愈后时有低热，心烦易怒。查血、尿、便常规无异常，仅见颔下淋巴结豆粒样肿大数个，无压痛及黏连，皮肤亦无红肿，咽部慢性充血。时见口舌生疮，脉弦细，舌尖边红，薄白苔。诊断为肝郁气滞、心脾两虚。治疗用上方沐足，加按足三里、三阴交、涌泉，必要时辅以中药内服。调治两个月痊愈。

体会：本病多因工作紧张、生活节律快、竞争激烈所引起，所以改善心境，调整生活节奏，适当运动，放松心身至为重要，不宜单从药物治疗入手。这种病发病率日益增多，约占门诊 5‰，轻症接近于亚健康状态。

（靳士英）

 拍打法防治呼吸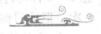
系统疾病

【方法】

拍打法：它是中医按摩法的一种手法，选择正确的穴位进行拍打，呼吸系统拍打肘后，同时拍打肩髃、肩髎处。凡是有呼吸系统疾病者，一定可以拍出或用砭刮法刮出邪来（拍打处会出现紫瘀斑）。

操作：所拍打或刮拭要求有节律、有轻重，邪出即停。邪出后则无瘀可见，最好还是每天坚持自己治疗。医者应该教会患者，每天拍 10min 最好。

【说明】

凡是肺系统疾病，如咳嗽、哮喘、肺炎、肺气郁闭、宣降失司气滞血行不畅，都属于呼吸系统疾病。肺与大肠相表里，当肺失司失通调，则腑气不通，引起大便秘结。此时要注意一起通调。

《灵枢·邪客》中指出："……肺心有邪，其气留于两肘"。

临床实践证明，有效率达100％，治愈率96％，对于慢性呼吸系统患者要坚持一段时间。医者待患者由疾病已向健康转化时，要教会患者回去坚持拍或刮。因为邪出后，不会一直有邪瘀出，还会失去"成就感"，但仍要坚持自己治疗，使其巩固及预防疾病。

（施安丽）

 拍打法防治肝病

【方法】

选穴：极泉穴（腋窝正中，腋动脉搏动处）。

以极泉穴为中心的整个腋窝部位。

操作：用砭刮法或用手拍法，以拍出邪为度。当邪出尽后，每天还要坚持自己拍腋下，每次拍99下（每侧），以巩固疗效。

【说明】

《灵枢·邪客》指出了："肝有邪，其气留于两腋"。

临床实践证明，通过出邪，当即患者觉肝区痛胀症状消失，有效率100％，治愈率68％。

中医学认为肝病归为"胁痛"、"郁证"、"脾胃气痛"、"积聚"的范畴。多因脾胃虚弱、外受湿邪湿热、饮食不节或嗜好饮酒、多食油腻，以致湿郁热蒸，脾失健运，肝失疏泄而发病；亦有因气郁伤肝，劳倦伤脾，气虚血少，或气滞血瘀，致使邪侵机体和湿热内蕴而发者。若病证迁延日久，也就易出现肝胃虚弱、气阴两伤、或肝阴暗损、肾阴亏虚的证候。

中医学留给今天许多可贵理论与经验。辨证施治为该病提供了许多有效方法，外治也是一样，它体现了简验便廉的特点。

（施安丽）

 拍打法防治肾病

【方法】

选穴：委中（图8）、委阳（图8）、合阳（图8）。

操作：以拍双腘窝至邪出。邪出后，病可转愈。但还是应坚持每天拍打，每日坚持1次，每次各拍打150下，见到皮肤红潮即可。

【说明】

《灵枢·邪客》指出："肾有邪，其气留于两腘"。

肾脏是先天之本，中医养生治病十分重视先天之本。在临床实践中证实其实际效果十分确切，凡是肾系统疾病均疗效甚好，包括泌尿系统也有非常好的效果。特别对于青少年，有自淫恶习的学生，肾受严重损伤，在拍打双腘窝时均及时出邪。医者要像其父母一样，以关怀之心，教给患者如何节制恶习、从根子上杜绝发病之源。同时施治后期每次用温砭石，温其双肾俞、八髎及双腘，使其彻底痊愈。

（施安丽）

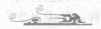 拍打法防治脾病

【方法】

选穴：梁丘（图6）、足三里（图6）。

操作：用砭刮法或用手拍法均可。每日坚持一个穴位拍 99 下。双腿 4 个穴共拍 396 下。要求尽可能有节律。

【说明】

《灵枢·邪客》指出："脾有邪，其气留于两髀。"

中医学将脾病证候归为脾不健运、脾虚下陷、脾不统血证候的范畴。广义而论，中医所讲的脾胃不和是指整个消化系统而言。脾胃为后天之本，气血生化之源。两者互为表里，所以脾不健运的人，往往累及胃，胃阴不足，受纳失司，或胃中积热，伤阴消谷或饮食积滞，胃失和降。当今多数人均有脾病，往往与饮食不节有关。除了教会患者学会拍打外，还要交给他们注意饮食起居，如吃饭时的学问：适时吃、慢慢吃（一餐饭用在 20min 充分咀嚼）、适温吃（饮食太烫、太冷都不好，应在 35～40℃，适温重要）、粗细搭配吃、荤素搭配吃（营养合理）、愉快吃（当不开心时暂时不用膳为好，待心情平和时再吃）等。总之，吃的问题是重要的。

笔者在临床实践中，脾胃不和的小儿，通过拍打法治疗，不仅健康了，而且个子长的很快，不易染上传染病及感冒。孩子在生长期，调好脾胃至关重要。人体生命中脾脏功能极为重要，它表现如下。

1. 脾脏除能储藏和调节血量，与有关免疫作用相关。

2. 脾脏是人体全身血液的过滤器，因其含有大量的巨噬细胞，可以清除混入血液中病原体等有害物质及全身衰老死亡的细胞，故为净化血液的重要场所。

3. 脾脏是人体最大的免疫器官，是免疫活性细胞的居住地，是细胞增殖并进行免疫的重要基地，是产生抗体的重要器官。

4. 脾脏是合成分泌吞噬细胞增强激素的重要场所，能增强巨噬细胞和中性粒细胞的吞噬作用。

5. 脾脏还能合成分泌干扰素、备鲜素、补体、细胞因子等多种生物活性物质。

因为中医学认为脾为后天之本，治疗任何疾病均将保护好脾胃特别重要。故将拍打大腿外侧作为一种简易防治脾病及其他疾病的方法之一。

（施安丽）

 保 健 灸 法

【方法】

1. 选穴　周岁之内选囟会（图 1）穴，8 岁以下选身柱（图 3）穴，9 至 18 岁选风门（图 3）穴，19 至 30 岁选三阴交（图 7）穴，31 至 60 岁选足三里（图 6）穴，60 岁以上选曲池（图 5）穴。

2. 时间　春分、夏至、秋分、冬至前各灸治 1 次（其他时间亦可进行）。

3. 灸法　用艾炷直接灸法，灸前灸后皮肤涂万花油少许，视需要及耐受情况灸 1～7 壮，以当时穴位皮肤有痛感，潮红有微小皱纹，身体有热感甚至微微出汗，灸后数小时该处出现绿豆大小的水泡为宜。水泡一般不需处理，初次灸者有可能皮肤反应大，水泡破溃化脓，仅需清洁保护，一般不要用抗生素。灸后调摄应入室静卧，注意避风寒，忌水湿。还应调七情，节饮食，禁食生冷醇酒厚味，房劳尤忌。此法属发泡有瘢痕灸，用艾量极少而疗效维持时间较长（三个月以上），可避免悬灸法产生太多的艾烟对呼吸道的刺激。

小儿不耐受直接灸者可用悬灸法，每月 1 次；或用周氏万应点灸笔点灸，数天 1 次，此两法均为无瘢痕灸，但疗效维持的时间比不上艾炷直接灸法长。

【按语】

《备急千金要方》:"凡入宦游吴蜀地游宦，体上常须三两处灸之，勿令疮暂瘥，则瘴疠瘟疟毒不能着人也"。《备急千金要方》云:"凡人自觉十日以上康健，即须灸三数穴，以泄风气……预防诸病也。"

中医认为，灸治能温通经络，培补元气，行气活血，预防疾病，西医学发现灸法可提高白细胞数量，使之吞噬力上升;能提高机体防卫免疫功能的作用，缓解病理反应，加速疾病痊愈。保健灸法经笔者全家十余年实践，用于强壮身体，预防呼吸道感染有确切效果，用此法后即使稍有不慎而染病，也发病较轻，较快痊愈。人身疾病的产生不外乎外感、内伤，如能有效地预防外感病，就可以大大提高人的健康水平，减少可能发生疾病而引起的不必要的麻烦及经济损失，特别是可以用于有特殊需要的人士，如慢性病患者、高龄老人、应考学生、外出旅游人士、手术前患者等，其花费的金钱极少，甚至可以忽略不计。

（杨启琪）

 ## 胸腹按摩法辅助 治疗慢性病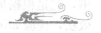

【方法】

凝神净虑，矮枕仰卧，平席正身，齐足屈趾，舌抵上腭，津送丹田。

1. 以两手中三指交叉对插连掌平按于胸部，顺时针式在胸部打圈圆转揉按21次。

2. 以两手中三指交叉对插连掌平按于胸部，由胸部顺时针式揉圆转，并逐渐下移达耻骨上，共21次。

3. 两手中三指平按于下腹，由耻骨上起分别从两边揉圆转，逐渐上移至胸部，两手平肩，共21次。

4. 以两手中三指交叉对插连掌平按于胸部，向下推到耻骨上，共21次。

5. 以右手掌由左顺时针绕摩脐腹部，共21次。

6. 以左手掌由右逆时针绕摩脐腹部，共21次。

7. 以左手拇指在前，四指在腰后，将左腰轻轻拿捏上托，用右手中三指自左乳下直推至腹股沟处，共21次。

8. 以右手拇指在前，四指在腰后，将右腰轻轻拿捏上托，用左手中三指自右乳下直推至腹股沟处，共21次。

上述八式重复7次（次数可视体力和时间而增减），然后起坐，双脚盘膝，以两手拇指压在膝关节内侧，四指屈拳分按两膝上，两足十趾稍弯曲，将胸自左转前，由右归后，摇转21次；又自右转前，由左归后，摇转21次。

早晨、中午、晚上临睡各做一回，早晚2次必不可少。也可以根据各自的需要做一部分。此法男女皆宜，孕妇忌之。

【按语】

胸腹按摩法原称揉腹疗法，出自清代《内功图说》一书，它是根据吴潘蔚如所刻《卫生要术》改名复刻，后人效法，应验如灵。（1983年1～2月《祝你健康》刊有何焕荣的一篇文章介绍）广东省名老中医杨志仁对这一功法给予很高评价，并将其按摩步骤的第一步按摩心窝明确强调为按摩胸部，命名为《胸腹按摩法》，经常向慢性病患者推荐，取得良好疗效者不计其数。

杨志仁认为，胸部有重要的器官如心、肺、胸腺等，按摩应该包括这个部位；胸腹是五脏六腑所在的部位，五脏六腑气血运行正常对于人体健康非常重要，按摩能改善局部的微循环，使这些器官工作正常并修复病变组织。此法可以健体强身，治疗多种慢性疾病，简单易学，功效确切，对于预防感冒、治疗复发性口疮、慢性胃肠病、慢性心肺疾病、慢性妇科疾病等多种疾病效果明显。胸腹按摩法的要诀是：按摩之时要求精神安静，专心一意，两手按摩用力要适度，心中想象两手掌下体内有一气球在随手的运动而运行，只要持之以恒就能获得良好的效果。

（杨启琪）

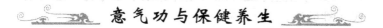

意气功与保健养生

【方法】

练习者应于每日晨起时，暂不梳洗，先以淡盐汤漱口，除去口中浊气，然后端坐矮椅，不必矜持作态，应取自然姿势，上身、大腿、小腿三部皆宜平直，两足趾部稍向内，闭目凝神，两手交叉以抵气海。合口以鼻呼吸各3次，舌尖微抵上腭，一意凝神，力抑杂念，凭空设一意念，使周身之气团聚于心上结成一球，复想此球。

1. 由心起点

2. 上行至咽喉

3. 行至上腭（唇内齿上断缝中为"龈交"穴）

4. 行至人中（人中为"水沟"穴〈图1、2〉）

5. 行至鼻准（鼻柱上端为"素髎"穴〈图1〉）

6. 行至天庭（鼻上入前发际五分为"神庭"穴〈图1〉）

7. 行至脑顶（脑顶中前发际后五寸为"百会"穴〈图1〉）

8. 转至脑后（项上入后发际一寸为"风府"穴〈图

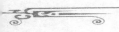

1、3〉）

9. 徐徐行至脊梁骨（第七颈椎与第一胸椎棘突之间为"大椎"穴〈图3〉）

10. 行至腰俞（第二十一椎节之下为"腰俞"穴〈图3〉）

11. 下行至尾闾（脊骶骨端为"长强"穴〈图3〉）

12. 前行至肾根（前后阴之间为"会阴"穴，〈图3〉）

13. 左行至左大腿外踝（左大腿髌骨上缘上6寸，在髂前上棘与髌骨外上缘联线上为"伏兔"穴〈图6〉）

14. 下至左小腿外踝（左外膝眼下三寸为"足三里"穴〈图6〉）

15. 行至左足背（足跗上五寸为"冲阳"穴〈图6〉）

16. 行至左足大趾（足大趾端为"大敦"穴〈图7〉）

17. 行至左足二趾（足二趾端为"历兑"穴〈图6〉）

18. 行至左足三趾

19. 行至左足四之趾（趾端为"窍阴"穴〈图9〉）

20. 行至左足五趾（趾端为"至阴"穴〈图8〉）

21. 折至左足心（足心为"涌泉"穴〈图7〉）

22. 上行至左小腿内踝（内踝上三寸为"三阴交"穴〈图7〉）

23. 行至左大腿内侧（阴股内、鱼腹上越两筋间为"箕门"穴〈图7〉）

24. 上行至关元（脐下三寸为"关元"〈图2〉）

25. 右行至右大腿外踝

26. 下行至右小腿外踝

27. 行至右足背

28. 行至右足大趾

29. 行至右足二趾

30. 行至右足三趾

31. 行至右足四趾

32. 行至右足五趾

33. 折至右足心

34. 上行至右小腿内踝

35. 行至右大腿内侧

36. 上行至气海（脐下一寸五分为"气海"穴〈图2〉）

37. 行至左乳（当乳正中为"乳中"穴〈图2〉）

38. 左行至左肩膀外侧（肩端上两骨间为"肩髃"穴〈图5〉）

39. 下行至左手肘外侧（左肘外侧横纹尽头处为"曲池"穴〈图5〉）

40. 行至左手背（四指本节后陷中为"中渚"穴〈图5〉）

41. 行至左手大指（指端为"少商"穴〈图4〉）

42. 行至左手二指（指端内侧为"商阳"穴〈图5〉）

43. 行至左手三指（指端为"中冲"穴〈图4〉）

44. 行至左手四指（指端为"关冲"穴〈图5〉）

45. 行至左手五指（指端为"少泽"穴〈图5〉）

46. 行至左手心（手掌中心为"劳宫"穴〈图4〉）

47. 上行至左手腕内侧（腕侧上一寸五分，两手交叉食指前为"列缺"穴〈图4〉）

48. 行至左肩膀内侧（巨骨〈图5〉下为"三门"穴）

49. 行至脘中（脐上四寸为"中脘"穴〈图2〉）

50. 行至右乳

51. 右行至右肩膀外侧

52. 行至右手肘外侧

53. 行至右手背

54. 行至右手大指

55. 行至右手二指

56. 行至右手三指

57. 行至右手四指

58. 行至右手五指

59. 行至右手心

60. 上行至右手腕内侧

61. 行至右肩膀内侧

62. 行至廉泉（颌下喉结上方，当舌骨下缘凹陷中为"廉泉"穴〈图1、2〉）

63. 行至承浆（颏唇沟正中为"承浆"穴〈图1〉）

64. 行至舌心顺行回心部（舌中心有缝，中点为"聚泉"穴）。

此时口中津液已满，切勿咽下。将舌放平，叩齿三十六响，津液因叩成沫，一气咽下。再合口以鼻呼吸各3次。稍定，起立，双手下垂，向前徐行七步为1次，往来7次，功毕，约以10min为标准。

意气功歌诀

一、运气歌

端坐自然三部平，须知两足向中倾；
周身气想心头集，结合如球向上行；
闭目双手交叉势，交叉微向气海横；
合口鼻孔三呼吸，开目舌尖抵腭轻。

二、六要诀歌

心起行喉转肾根，肾根向左绕关元，
关元向右回气海，气海左乳脘中原，

脘中右乳廉泉穴，廉泉回心返本源。

三、功毕歌

一气咽下丹田觉，三次呼吸鼻内含。

双足起立双垂手，七步来回七次连。

百日无间能除病，终身有恒享大年。

【按语】

意气功：此功是气功疗法之一种，《意气功详解》一文原载《中华气功》1984 年第 4 期 41 页。广东省名老中医杨志仁对这一功法给予很高评价，经常向慢性病患者推荐，取得良好疗效者不计其数。

据杨志仁老中医认为，意气功的优点主要有：

1. 坐的姿势和日常正坐一样，不必盘膝，舒适而不费力。

2. 每日晨间锻炼 1 次，每次只用 10min，费时少，收益大，若每晚增加锻炼 1 次，则功效更显。

3. 除强身外，可以治疗肺结核、吐血、胃及十二指肠溃疡、神经衰弱、癫痫、失眠、高血压等慢性病。

4. 锻炼到相当程度，还可以利用气功冲力和热力，运于手掌上，为他人按摩治病。

练意气功的必要条件：

1. 有决心，决不畏难，不灰心，不中断。

2. 有恒心，永不间断，不松懈，不越进。

3. 有信心，相信意气功确能治病强身，相信自己有勇气有毅力。此功对咽喉结核患者十分合适。

4. 练功时要精神轻松愉快，心中无烦恼苦闷，全心全意做气功。

5. 练功初期百日内要避免性生活，以后也要有节制。

成功练习意气功的要诀是：

调　养

做功要选择适当的时间和地点，要能够保持安静和不受外界干扰，以利于安心做功；做功时要专心，要心平气和，不要急躁，以自己的意识（精神）引领身体内的元气运行全身，气行则血行，气血畅行无阻达到健身治病的效果。练功之初，练习者心不静，会经常出现精神分散、意念不能集中的现象，这是训练未达纯熟而出现的必然现象，这就像一年级的小学生开始学写"一"字，手老是不听话，一横老是写得不直一样，这时千万不要灰心，也不必焦急和紧张，如果发现"走神"了，把意念收回来继续做下去就行了。只要耐心坚持下去就会渐渐达到心平气静，顺利完成，在长期的训练中身体就会慢慢康复。

（杨启琪）

附录一：邓铁涛经验方

此部分验方现附于本书供读者参考（邓铁涛．邓铁涛临床经验辑要［M］．中国医药科技出版社，1998：198～226）。

一、治胃、十二指肠溃疡方

〔组成〕 党参18g，白术12g，茯苓15g，柴胡9g，佛手片5g，乌贼骨（或瓦楞子〈煅〉）15g，甘草5g。

〔功效〕 健脾益气，疏肝和胃。

〔主治〕 胃、十二指肠溃疡，慢性胃炎，胃肠神经衰弱症。

〔加减法〕 嗳气反酸者，加砂仁、延胡索或合用乌贝散（乌贼骨85％，浙贝母15％研为极细末），每服2～3g。肝气郁结者，加白芍、枳壳、郁金，或左金丸。肝郁化火或胃热过盛者，合用三黄泻心汤。脾胃虚寒者，加黄芪、桂枝、法半夏或附桂理中汤。兼吐血便血者，加侧柏叶、白及、阿胶、三七末（炒）。胃阴亏虚者，加麦冬、石斛、玉竹等。

另一法：临睡前麦芽糖一汤匙，吞服。

二、治萎缩性胃炎方

〔组成〕 太子参30g，茯苓12g，怀山药12g，石斛12g，小环钗12g，麦芽30g，丹参12g，鳖甲30g（先煎），甘草5g，三七末3g（冲服）。

〔功效〕 健脾养胃，益阴活络。

〔主治〕 萎缩性胃炎，慢性浅表性胃炎。

〔加减法〕 脾胃气虚较甚者，加黄芪或参须（另炖）；湿浊偏重者，加白扁豆、鸡蛋花、薏苡仁等；肝郁者，加素馨花、合欢皮、郁金等。

三、治胆汁反流性胃炎方

〔组成〕 吴茱萸 1~3g，川黄连 3~5g，太子参 30g，白术 15g，茯苓 15g，甘草 5g，威灵仙 15g，桔梗 10g，枳壳 5g。

〔功效〕 健脾疏肝，降逆止呕。

〔主治〕 胆汁反流性胃炎，反流性食管炎、胃溃疡、胃窦炎。

四、治食管贲门失弛缓症方

〔组成〕 太子参 30g，白术 15g，茯苓 15g，甘草 5g，白芍 15g，台乌药 12g，威灵仙 15g。

〔功效〕 健脾益气，缓急进食。

〔主治〕 食管贲门失弛缓症。

五、治慢性结肠炎方

〔组成〕 木香（后下）5g，川黄连 5g，柴胡 10g，白芍 15g，枳壳 6g，甘草 5g，太子参 30g，白术 15g，茯苓 15g。

〔功效〕 健脾疏肝，行气止痛。

〔主治〕 慢性结肠炎。

〔加减法〕 腹痛明显者，加砂仁、延胡索、救必应；泄泻较甚者，加番石榴叶 15~30g；纳差者，加麦芽、鸡内金、布渣叶；久泻不止者，加赤石脂 30g、补骨脂 10g。

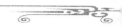

六、治泄泻方

〔组成〕 新鲜番石榴叶 30 片（干品 15～30g）。

〔功效〕 消炎止泻。

〔主治〕 肠炎泄泻，细菌性痢疾。

七、治肠套叠方

〔组成〕 旋覆花 5g，赭石 15g（先煎），党参 9g，炙甘草 5g，生姜 2 片，大枣 3 枚，法半夏 9g。

〔用法〕 上药慢煎，服后半小时，继用下法。另外，用蜂蜜 100ml，加开水 200ml，待温度为 37℃时，灌肠，与此同时，用梅花针叩击腹部肿块。

〔功效〕 降逆理肠，调畅气机。

〔主治〕 小儿肠套叠。

八、治急性阑尾炎方

〔组成〕 生大黄 15g（后下），蒲公英 15g，冬瓜仁 30g，桃仁 12g，牡丹皮 9g，皂角刺 12g，芒硝 6g（冲服）。

〔功效〕 清热泻下。

〔主治〕 急性阑尾炎；阑尾脓肿（药物组成中去芒硝）。

针灸疗法：针刺阑尾穴（双侧），用泻法深刺之，运针一二十分钟，接电针机半小时，再留针 1h。每天 1 次，连刺 3 天。

外敷法：三黄散外敷。用蜂蜜适量加水调匀，敷患处，药干即换。

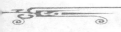

九、治慢性阑尾炎方

〔组成〕　生大黄 9g，牡丹皮 9g，冬瓜仁 30g，桃仁 9g，芒硝 6g。

〔功效〕　清热泻下。

〔主治〕　慢性阑尾炎。

〔加减法〕　痛甚加蒲公英或三七末；热甚加紫花地丁、金银花、连翘；出现包块（阑尾脓肿）加皂角刺；虚人于后期酌加党参或花旗参以扶正。

注：此方即大黄牡丹皮汤，可每月服三四剂，持续 3 个月。

十、治慢性肝炎方

〔组成〕　党参或太子参 15～30g，茯苓 15g，白术 12g，甘草 5g，川革薢 10g，珍珠草 30g。

〔功效〕　健脾化湿浊，扶土抑肝木。

〔主治〕　慢性肝炎。

〔加减法〕　湿重者，加法半夏 10g、砂仁 3g、薏苡仁 15g。肝郁者，加素馨花 10g、郁金 10g。肝阴不足而见眩晕、失眠、梦多者，加桑寄生 30g、桑椹子 15g、墨旱莲 12g、女贞子 12g。肾阴虚而见腰膝酸痛、舌嫩红苔少、脉细数者，加首乌 30g、山萸肉 12g、熟地黄 20g、怀山药易白术、太子参易党参。黄疸者，加田基黄 30g、溪黄草 30g，或金钱草 25g、土茵陈 25g。血瘀者，加丹参 15g、茜草根 12g、桃仁 10g、䗪虫 6g。

十一、治早期肝硬化方

〔组成〕　太子参 30g，白术 15g，楮实子 12g，川革薢 10g，茯苓 15g，菟丝子 12g，䗪虫 10g，甘草 6g，丹

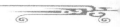

参 18g，鳖甲（醋炙）30g。

〔功效〕 健脾护肝，化瘀软坚。

〔主治〕 早期肝硬化。

〔加减法〕 酒精中毒性肝硬化，加葛花 12g；肝炎后肝硬化，加珍珠草 30g；门脉性肝硬化，若硬化较甚，加炒穿山甲 10g；牙龈出血者，加紫珠草 30g；阴虚者去川草薢，加怀山药 15g，石斛 12g。黄疸者加田基黄 30g。

十二、治腹水方

〔组成〕 甘草、甘遂等量。

〔用法〕 用等量之甘草煎浓汁浸泡已打碎之甘遂，共泡 3 天 3 夜，去甘草汁，将甘遂晒干为细末，每服 1～2g，用肠溶胶囊装吞，于清晨用米粥送服。

〔功效〕 攻逐泻水。

〔主治〕 肝硬化腹水。注：此方为民间验方，攻逐力强，不宜重用、多用，仍须与辨证论治相结合。

十三、治低白蛋白症方

〔组成〕 怀山药 30g，薏苡仁 15g，鳖或龟约 500g。

〔用法〕 煲汤或炖服。每周 1～2 次。

〔功效〕 健脾填精。

〔主治〕 低白蛋白症或 A/G 比值倒置者。

十四、治肝吸虫方

〔组成〕 ①党参（或太子参）12g，茯苓 12g，白术 10g，白扁豆 12g，山药 15g，郁金 10g，枣子槟榔 25g（切），使君子 10g，甘草 5g。②郁金 10g，苦楝根白皮 15g，榧子肉 25g，枣子槟榔 25g（切）。

〔用法〕 先服①方，每日 1 剂，复煎当日服，连服

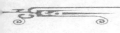

3～4天；后服②方，服法同上，连服 5～7 天为 1 疗程。若体质壮实者，则先服②方，后服①方，剂次不变。感染轻者，一般服 1～2 疗程可愈；感染重者，一般服 3 疗程可愈，最多可服至 4 疗程。

〔功效〕 健脾驱虫疏肝。

〔主治〕 肝吸虫病。

十五、治胆道蛔虫症方（胆蛔汤）

〔组成〕 炒榧子肉 15g，使君子（打）12g，枣子槟榔（切）12g，乌梅 10g，苦楝根白皮 15g。

〔功效〕 驱虫，安蛔，止痛。

〔主治〕 胆道蛔虫，肠道蛔虫，亦可治蛔虫性肠梗阻。

〔加减法〕 腹痛甚者，加木香、枳壳、砂仁；热象明显者，加黄连、黄柏；大便秘结者，加枳实、玄明粉、大黄；脾虚者，加四君子汤或参苓白术散；蛔虫性肠梗阻亦可配合针刺四缝穴，或加服生油 50ml，口服或胃管给药。

十六、治胆囊炎与胆石症方

〔组成〕 柴胡 10g，太子参 15g，金钱草 30g，郁金 12g，白芍 15g，蒲黄 6g，五灵脂 6g，甘草 3g。

〔功效〕 疏肝利胆排石，健脾活血。

〔主治〕 胆囊炎，胆石症。

〔加减法〕 热盛者，去太子参加黄芩、栀子；湿盛者，去太子参加茵陈、木通；大便秘结者，去太子参加玄明粉、枳壳或大黄；脾虚较甚者，加茯苓、白术。

十七、治阿米巴痢疾方

〔组成〕 鸦胆子肉 20 粒。

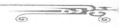

〔用法〕 以滑石粉为衣，空腹吞服。

〔功效〕 清热解毒，杀虫止痢。

〔主治〕 阿米巴痢疾。

注：此方出于张锡纯。

十八、治高血压方

一方石决牡蛎汤

〔组成〕 石决明 30g（先煎），生牡蛎 30g（先煎），白芍 15g，牛膝 15g，钩藤 12g（后下），莲子心 3g，莲须 10g。

〔功效〕 平肝潜阳。

〔主治〕 肝阳上亢之原发性高血压。

〔加减法〕 苔黄、脉数有力者，加黄芩；兼阳明实热便秘者，加大黄；苔厚腻者，去莲须加茯苓、泽泻；头痛甚者，加菊花或龙胆；头晕甚者，加天麻；失眠加夜交藤或酸枣仁。

二方莲椹汤

〔组成〕 莲须 10g，桑椹子 12g，女贞子 12g，墨旱莲 12g，怀山药 30g，龟甲 30g（先煎），牛膝 15g。

〔功效〕 滋肾养肝。

〔主治〕 肝肾阴虚之原发性高血压。

〔加减法〕 气虚者，加太子参；舌光无苔者，加麦冬、生地黄；失眠者，加酸枣仁、柏子仁。血虚者，加首乌、黄精。

三方肝肾双补汤

〔组成〕 桑寄生 30g，首乌 30g，川芎 10g，淫羊藿 10g，玉米须 30g，杜仲 10g，磁石 30g（先煎），生龙骨 30g（先煎）。

〔功效〕 双补肝肾，兼予潜阳。

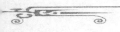

〔主治〕　阴阳两虚之原发性高血压。

〔加减法〕　气虚者，加黄芪 30g；肾阳虚为主者，可用附桂十味汤（肉桂、熟附子、黄精、桑椹子、牡丹皮、茯苓、泽泻、莲须、玉米须、牛膝）；肾阳虚甚兼浮肿者，用真武汤加杜仲、黄芪。

四方赭决九味汤

〔组成〕　黄芪 30g，党参 15g，陈皮 3g，法半夏 10g，茯苓 15g，赭石 30g（先煎），草决明 30g，白术 15g，甘草 3g。

〔功效〕　益气祛痰。

〔主治〕　气虚痰浊之原发性高血压。

〔加减法〕　兼肝肾阴虚者，加首乌、桑椹子、女贞子；兼肾阳虚者加肉桂心、仙茅、淫羊藿；兼血瘀者加川芎、丹参、三七末等。

十九、治冠心病方

〔组成〕　党参（或太子参）18g，竹茹 10g，法半夏 10g，茯苓 15g，橘红 10g，枳壳 6g，甘草 5g，丹参 18g。

〔功效〕　益气祛痰以通心阳。

〔主治〕　冠心病。

〔加减法〕　气阴两虚者，合生脉散；血瘀胸痛甚者，加三七末、豨莶草或失笑散；气虚甚者，合用四君子汤或重用黄芪；血压高者，加草决明、赭石、钩藤、牛膝；血脂高者，加山楂、布渣叶、草决明、首乌。

二十、治风湿性心脏病方

〔组成〕　太子参 30g，白术 15g，茯苓 15g，甘草 5g，桃仁 10g，红花 5g，五爪龙 30g，鸡血藤 24g，桑寄生 30g。

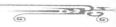

〔功效〕 益气活血。

〔主治〕 风湿性心脏病。

二十一、治慢性心衰方

〔组成〕 花旗参 10g（另炖），麦冬 10g，炙甘草 6g，大枣 4 枚，太子参 30g。

〔功效〕 益气生脉。

〔主治〕 慢性心功能衰竭。

〔加减法〕 心阳虚者用暖心方（红参、熟附子、薏苡仁、橘红等），心阴虚者用养心方（生晒参、麦冬、法半夏、茯苓、田三七等），除二方外，阳虚亦可用四君子汤合桂枝甘草汤或参附汤，加五爪龙、北黄芪、酸枣仁、柏子仁等；阴虚用生脉散，加沙参、玉竹、女贞子、墨旱莲、桑椹子等。血瘀加用桃红饮（桃仁、红花、当归尾、川芎、威灵仙）或失笑散；水肿甚者，加用五苓散、五皮饮；兼外感咳嗽者，加豨莶草、北杏仁、紫菀、百部；喘咳痰多者，加紫苏子、白芥子、胆南星、浮海石；湿重苔厚者，加薏苡仁、扁豆衣；喘咳欲脱之危症则用高丽参合真武汤浓煎频服，配合静脉注射丽参针、参附针，或参麦针以补气固脱。

注：此方出于黄省三加以化裁。

二十二、治偏瘫截瘫方

〔组成〕 黄芪 120～240g，赤芍 15g，当归尾 10g，川芎 10g，桃仁 10g，红花 5g，地龙 10g，丹参 24g，水蛭 10g。

〔功效〕 益气活血。

〔主治〕 中风后遗症，外伤性截瘫。

注：此方为补阳还五汤加味。

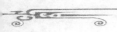

二十三、治咳嗽方

〔组成〕　百部 10g，紫菀 10g，橘络 10g，浮海石 10g，冬瓜仁 10g，北杏仁 10g，五爪龙 20g，紫苏子 10g，莱菔子 10g，甘草 5g。

〔功效〕　降气化痰，宣肺止咳。

〔主治〕　咳嗽。

〔加减法〕　外感咳嗽加豨莶草 15g、桑叶 10g、薄荷 6g（后下）。食滞咳嗽加布渣叶 15g、芒果核 10g。脾虚咳嗽合四君子汤培土生金。暑热咳嗽加莲叶 10g、扁豆花 10g、西瓜皮 15g。秋燥咳嗽加雪梨皮 15g、沙参 15g。过食生冷之咳嗽加藿香 10g、生姜 3 片、紫苏叶 6g。痰热咳嗽加黄芩 12g、瓜蒌 15g、天竺黄 10g。

二十四、治肺气肿方

〔组成〕　五爪龙 30g，太子参 30g，白术 15g，茯苓 15g，甘草 5g，紫苏子 10g，莱菔子 10g，白芥子 10g，鹅管石 30g。

〔功效〕　培土生金，降气除痰。

〔主治〕　肺气肿，哮喘之缓解期，慢性支气管炎。

〔加减法〕　咳嗽甚者，加百部 10g、紫菀 10g、橘络 10g。喘甚者，加麻黄 6g、地龙 10g。兼食滞者，加木亡果核 10g，布渣叶 15g。

二十五、治支气管扩张症方

〔组成〕　百合 30g，百部15g，海蛤壳 30g，白及 30g。

〔功效〕　固肺敛肺，止咳止血。

〔主治〕　支气管扩张症，肺结核，百日咳，久咳，咳

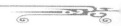

唾痰血。

注：上海验方。

二十六、治肺结核方

〔组成〕 党参 15g，黄芪 15g，怀山药 15g，知母 15g，玄参 15g，生龙骨 15g，生牡蛎 15g，丹参 9g，三棱 10g，莪术 10g。

〔功效〕 补气养阴，活血化瘀。

〔主治〕 肺结核。

二十七、治神经衰弱症方

〔组成〕 甘草 10g，大枣 5 枚，面粉一汤匙（冲熟服）。

〔功效〕 养心安神，甘缓和中。

〔主治〕 神经衰弱症，失眠。

注：此方即甘麦大枣汤，小麦改为麦面粉效果更好。

二十八、治头痛方（加味选奇汤）

〔组成〕 防风 9g，羌活 9g，黄芩 9g，甘草 6g，白芍 12g，白蒺藜 12g，菊花 9g。

〔功效〕 祛风，清热，止痛。

〔主治〕 头痛，偏头痛，眉棱骨痛，三叉神经痛。

〔加减法〕 阴虚明显者，生地黄易黄芩，或以磁石朱丸与六味地黄丸以治之。日服磁朱丸以镇摄其亢阳，晚服六味地黄丸以滋其肾阴。血瘀者加茺蔚子 10g，牛膝 15g，豨莶草 15g，或用血府逐瘀汤。

注：磁朱丸本眼科用药，又名神曲丸，出自《备急千金要方》，用 120g 神曲以配 60g 之磁石及 30g 之朱砂，磁石滋肾潜阳，重镇安神，朱砂清心安神，妙在用 120g 神

曲以健运脾气，使石药不致有碍胃气，又能升清降浊。

二十九、治癫痫方

〔组成〕 荆芥 8g，全蝎 10g，僵蚕 10g，浙贝母 10g，橘络 10g，白芍 15g，甘草 6g，茯苓 15g，白术 12g，丹参 15g，黄芪 15g，蜈蚣 2 条。

〔用法〕 共研极细末，每次 3g，每日 2 次，温开水送服。小儿减半量。

〔功效〕 益气祛痰，镇痫安神。

〔主治〕 癫痫。

附：治癫痫民间验方

〔组成〕 未开眼黑狗仔全只。

〔用法〕 放瓦筒包黄泥糊，炭火烤至小黑狗干炭，研细末，放瓶中打地气，分几次用黄酒送服，一般壮者不服此方。

另方：黄豆 2500g，地龙干 30g，白胡椒 30g，水5000g，慢火煲至水干，每天 3 次，食黄豆一握。

〔功效〕 镇痫安神。

〔主治〕 癫痫。

三十、治甲亢方

〔组成〕 太子参 30g，麦冬 10g，五味子 6g，浙贝母10g，玄参 15g，生牡蛎 30g，山慈菇 10g，甘草 5g。

〔功效〕 益气养阴，化痰散结。

〔主治〕 弥漫性甲状腺肿伴甲亢。

〔加减法〕 肝郁者，加柴胡、枳壳、白芍；心悸失眠者，加夜交藤、熟枣仁、柏子仁；烦躁惊惕者，加麦芽、大枣；汗多者，加浮小麦、糯稻根；手颤者，加钩藤、首乌、白芍、鸡血藤；突眼者，加木贼、白蒺藜；气虚者，

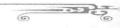

加黄芪、白术、茯苓、五爪龙；肾虚者，加墨旱莲、女贞子、菟丝子、楮实子；血瘀者，加丹参、牡丹皮。

三十一、治皮肌炎方

〔组成〕　青蒿 10g，鳖甲 30g（先煎），地骨皮 30g，知母 10g，牡丹皮 10g，红条紫草 10g。

〔功效〕　滋阴清热。

〔主治〕　皮肌炎，红斑性狼疮。

三十二、治硬皮病方

〔组成〕　熟地黄 24g，怀山药 30g，茯苓 15g，山萸肉 12g，泽泻 10g，牡丹皮 10g，阿胶 10g（烊化），百合 30g，太子参 30g。

〔功效〕　补肾健脾养肺，活血散结以治皮。

〔主治〕　硬皮病。

〔加减法〕　心血不足者，加熟枣仁、鸡血藤；胃阴虚者，加石斛、金钗石斛；痰湿壅肺者，加橘络、百部、紫菀、五爪龙；兼血瘀者，加丹参、牛膝；肾虚甚者，加鹿角胶、鳖甲等；气虚者，加黄芪；舌淡者，加少许桂枝。

三十三、治糖尿病方

〔组成〕　怀山药 90g，泽泻 10g，茯苓 15g，山萸肉 12g，生地黄 12g，熟地黄 12g，牡丹皮 10g，玉米须 30g，仙鹤草 30g，黄芪 30g。

〔功效〕　益气养阴，降糖止渴。

〔主治〕　糖尿病。

三十四、治地中海贫血方

〔组成〕　一方：吉林参 6g，鹿茸片 3g，炖服。

二方：党参 18g，白术 12g，茯苓 15g，炙甘草 6g，当归头 12g，熟地黄 24g，川芎 10g，花生衣 10g，白芍 12g，淫羊藿 6g，补骨脂 10g，枸杞子 10g。

〔功效〕 大补气血。

〔主治〕 地中海贫血（再生障碍性贫血亦可用）。

三十五、治血小板减少症方

〔组成〕 黄芪 15g，党参 15g，白术 12g，柴胡 9g，升麻 5g，陈皮 3g，炙甘草 5g，黄精 12g，仙鹤草 30g，首乌 15g。

〔功效〕 益气养血。

〔主治〕 血小板减少症。

三十六、治重症肌无力方

〔组成〕 黄芪 60g，党参 18g，白术 15g，甘草 3g，当归头 10g，陈皮 3g，柴胡 10g，升麻 10g，五爪龙 30g，首乌 20g，枸杞子 10g。

〔功效〕 补脾益损。

〔主治〕 重症肌无力。

〔加减法〕 肾阳虚，加巴戟天、肉苁蓉、淫羊藿；肾阴虚者，加山萸肉、墨旱莲，或加服六味地黄丸；心血不足者加熟枣仁、夜交藤；胃阴虚者，党参易太子参，加石斛、金钗石斛；兼湿者，加薏苡仁、茯苓；兼痰者加浙贝母、橘络；有外感者，用轻剂之补中益气汤原方，酌加豨莶草、千层纸、桑叶等。

三十七、治血尿方

〔组成〕 三叶人字草 30g。

〔功效〕 止血尿。

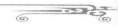

〔主治〕 血尿。

〔加减法〕 泌尿系结石者，加海金沙 5g，金钱草 30g，砂牛末 3g（冲）；慢性肾盂肾炎者，合自拟珍凤汤（珍珠草、小叶凤尾草、太子参各 15g，茯苓 12g，白术、百部各 9g，桑寄生 30g，小甘草 5g）；慢性肾炎者，加淡豆豉 30g，三七末 3g（冲）。

三十八、治血崩方

〔组成〕 血余炭末 3～9g（冲服）。

〔功效〕 收敛止血。

〔主治〕 妇女崩漏。

〔加减法〕 月经过多或月经时间过长可合用胶艾四物汤（阿胶、艾叶、当归头、熟地黄、川芎、白芍）。

另一法：直接灸隐白，大敦穴，1～3 壮。

三十九、治上消化道出血方

〔组成〕 阿胶 10g（烊化），三七末（炒黄）3～5g（冲服）。

〔用法〕 三七末炒至深黄色，放置冰箱 24h 即可用。

〔功效〕 养血止血。

〔主治〕 消化道出血。

四十、治吐血咯血方

〔组成〕 用 5 岁以下之健康男孩之中段尿，送服止血散（血余炭，煅花蕊石，白及末，炒三七末，等份共为极细末）1～3g。

〔功效〕 引火归原，血归其位。

〔主治〕 肺病大咯血或胃病大吐血。

〔加减法〕 血得止辨证用药以治其本。

另一法：用梅花针叩击人迎穴，以人迎穴为中心，叩击圆周直径 1 寸至 1 寸半（同身寸许），从中心开始圆周扩大。左右各叩击 1~3min，每天 1~3 次。

四十一、治腰腿痛方

〔组成〕 当归 15g，丹参 15g，乳香 5g，没药 5g，生地黄 25g，赤芍 15g，白芍 15g，甘草 5g。

〔功效〕 活血化瘀，通络止痛。

〔主治〕 腰腿痛，坐骨神经痛。

四十二、治风湿性关节炎方

〔组成〕 豨莶草 15g，老桑枝 30g，宣木瓜 12g，晚蚕砂 10g，威灵仙 15g，赤芍 15g，甘草 5g，宽筋藤 24g，络石藤 24g，忍冬藤 24g。

〔功效〕 祛风清热，通络止痛。

〔主治〕 热痹，风湿性关节炎。

四十三、肢节疼痛外洗方

〔组成〕 海桐皮 12g，细辛 3g，艾叶 12g，荆芥 9g，吴茱萸 15g，红花 9g，桂枝 9g，川续断 9g，当归尾 6g，羌活 9g，防风 9g，生川乌 12g，生姜 12g，生葱连须 5 条。

〔用法〕 煎水加米酒 30g，米醋 30g，热洗患处，每日 2 次。

〔功效〕 祛风活血，通络止痛。

〔主治〕 肢节疼痛，风寒湿痹，瘀痹。

注：此方为家传方。

四十四、治脱发方

〔组成〕 首乌 30g，黑豆 30g，大枣 4 枚，甘草 5g，

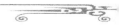

黄精 15g，熟地黄 24g，桑椹子 12g，五爪龙 30g，鸡血藤24g。

〔功效〕 养血生发。

〔主治〕 斑秃，脱发，白发。

外治法：①每天晨起用白兰地酒擦全头发脚，脱发处多擦；②脱发处配合运用毫针平压挑刺患部。其针法是：先用一寸毫针向后斜刺百会穴，并留针至结束；继而选用1 寸毫针 3～5 枚，并排摄持在拇、食指间，然后平压在患部皮肤上，再一齐平提起，此时患部的皮肤则被轻轻挑起，如此往返操作，把整个患部的皮肤平压挑刺 1 遍，每天或隔天 1 次。

四十五、治慢性咽喉炎方

〔组成〕 五爪龙 30g，玄参 15g，千层纸 6g，桔梗10g，乌梅 6g，甘草 6g。

〔功效〕 益气养阴，利咽止痛。

〔主治〕 慢性咽喉炎。

注：如无五爪龙，可用太子参 15g 代替。

四十六、治过敏性鼻炎方

〔组成〕 五爪龙 30g，木贼 12g，菊花 10g，玄参15g，白芍 15g，白蒺藜 12g，桔梗 10g，甘草 6g，辛夷花10g，太子参 15g，大枣 4 枚。

〔功效〕 益气固表，疏风通窍。

〔主治〕 过敏性鼻炎。

注：如无五爪龙，可用黄芪 15g 代替。

四十七、治牙痛方

〔组成〕 墨旱莲 15g，侧柏叶 15g，细辛 6g，海桐

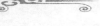

皮 30g。

〔功效〕 滋阴降火，消肿止痛。

〔主治〕 牙龈肿痛，牙痛，牙周炎。

四十八、治泌尿系感染方

〔组成〕 珍珠草（鲜用）30g，小叶凤尾草（鲜）30g。

〔功效〕 清热利尿。

〔主治〕 急性泌尿系感染。

四十九、治慢性肾盂肾炎方（珍凤汤）

〔组成〕 太子参 15g，白术 12g，茯苓 12g，甘草 5g，百部 9g，桑寄生 18g，珍珠草 15g，小叶凤尾草 15g。

〔功效〕 健脾利湿，扶正祛邪。

〔主治〕 慢性肾盂肾炎。

五十、治泌尿系结石方

〔组成〕 金钱草 30g，生地黄 15g，广木香 5g，鸡内金 10g，海金沙 3g（冲服，或琥珀末或砂牛末与海金沙交替使用），甘草 3g，木通 9g。

〔功效〕 利水通淋，化石排石。

〔主治〕 泌尿系结石。

〔加减法〕 小便涩痛者，加小叶凤尾草 24g、珍珠草 24g。血尿者，加白茅根 30g、淡豆豉 10g、三叶人字草 30g。气虚明显者，加黄芪 30g。肾阳虚者，加附桂或附桂八味丸加金钱草、琥珀末之类治之。肾绞痛或腹痛甚者，可当即用拔火罐疗法，此法不仅能止痛，而且能使结石下移，以利于排出。

拔火罐疗法：痛在上腹或腰背者，罐口放在腰背部痛

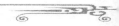

点处（罐口余部偏于下方）；痛在下腹部者，罐放腹部痛点处。

五十一、治尿毒症方

〔组成〕 熟附子 10g，肉桂心 2g（焗服）（或桂枝 10g），白芍 15g，茯苓 15g，白术 15g，生姜 10g，猪苓 30g，茯苓皮 30g，益母草 30g。

〔功效〕 温阳利水。

〔主治〕 尿毒症。

注：宜与灌肠方同用。

五十二、灌肠方

〔组成〕 大黄 30g，槐花 30g，崩大碗 30g，紫苏叶 10g，益母草 30g。

〔用法〕 煎至 200ml，紫金锭 3 片，熔化，保留灌肠。

〔功效〕 清热解毒。

〔主治〕 尿毒症，昏迷，脓毒血症。

五十三、消尿蛋白方

〔组成〕 黄芪 30g，龟甲 30g，怀山药 15g，薏苡仁 15g，玉米须 30g。

〔功效〕 健脾固肾，利湿化浊。

〔主治〕 蛋白尿。

五十四、治乳糜尿方

〔组成〕 太子参 15g，白术 15g，茯苓 15g，甘草 6g，川萆薢 30g，百部 12g，台乌药 15g，广木香 3g（后下），丹参 15g，珍珠草 15g，桑寄生 30g，石菖蒲 10g。

〔功效〕 健脾祛湿。

〔主治〕 乳糜尿。

五十五、治前列腺肥大方

〔组成〕 黄芪 30g，荔枝核 10g，橘核 10g，王不留行 12g，滑石 20g，木通 10g，茯苓 15g，炒穿山甲 15g，甘草 5g，两头尖 10g，玉米须 30g。

〔功效〕 益气行气，通利水道。

〔主治〕 前列腺肥大。

〔加减法〕 尿频、尿急、尿涩痛者加珍珠草 15g，小叶凤尾草 15g；血淋加白茅根 30g，三叶人字草 30g，淡豆豉 10g。

五十六、治睾丸炎方

〔组成〕 生大黄 10g，熟附子 10g，黄皮核 10g，荔枝核 10g，柑核 10g，芒果核 10g，橘核 10g，王不留行 15g。

〔功效〕 寒温并用，行气止痛。

〔主治〕 慢性睾丸炎，附睾炎，睾丸痛。

〔加减法〕 腰膝酸痛者，加狗脊 30g；气虚者，加五爪龙 30g、黄芪 30g；血瘀者，加炒穿山甲 15g、牡丹皮 15g。热象明显者，加生地黄 24g、玄参 15g、龙胆 10g、车前子 20g。

五十七、治闭经方

〔组成〕 晚蚕砂 10g，王不留行 15g，益母草 30g，牛膝 15g，海螵蛸 18g，茜草根 15g。

〔功效〕 行血通经。

〔主治〕 闭经，月经愆期未至，月经不调。

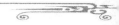

〔加减法〕 气虚脾虚者，加四君子汤；血虚血瘀者，合用桃红四物汤；肝气郁结者，合用四逆散；气滞血瘀者，合用血府逐瘀汤。

五十八、治子宫脱垂方

〔组成〕 黄芪 30g，党参 18g，白术 15g，柴胡 10g，升麻 10g，当归 10g，枳实 5g，首乌 30g，甘草 5g。

〔功效〕 补气固脱。

〔主治〕 子宫脱垂。

五十九、治子宫肌瘤方

〔组成〕 桂枝 12g，茯苓 12g，赤芍 12g，桃仁 10g，牡丹皮 12g，三棱 10g，莪术 10g，炒穿山甲 12g。

〔功效〕 活血化瘀，削坚散结。

〔主治〕 子宫肌瘤。

〔加减法〕 月经过多或经期延长者，可先服胶艾四物汤以止血。腹痛甚，可加服失笑散或五灵止痛散。附：子宫肌瘤丸：桂枝、茯苓、赤芍、桃仁、牡丹皮、蒲黄、五灵脂，各等份为末，炼蜜为丸，每丸 6g，每晚服 3 丸。

六十、治皲裂方

〔组成〕 猪肤（鲜）60g，百合 30g，黄芪 15g，怀山药 15g。

〔功效〕 益气润肺，生肌养皮。

〔主治〕 手足皲裂。

六十一、治肛裂方

〔组成〕 煅炉甘石研末 3 份，珍珠层粉 1 份，和匀，凡士林适量，搽。

〔功效〕 收敛生肌。

〔主治〕 肛裂。

六十二、治外痔方

〔组成〕 榕树须 60～100g，苏木 20～30g。

〔功效〕 活血，软坚，消肿。

〔主治〕 外痔。

〔用法〕 煎水熏洗患处。

附录二：常用穴位图

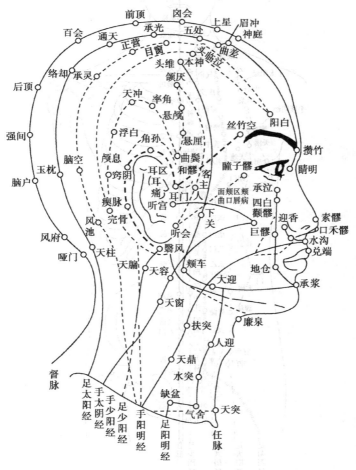

图1　头面部穴（侧面）

193

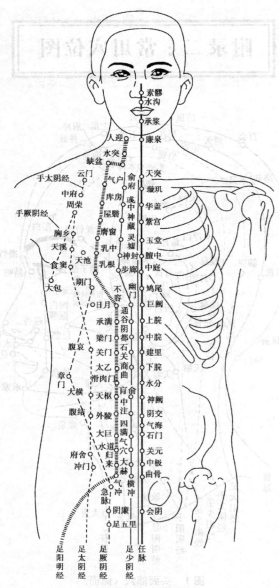

图2 胸腹部穴

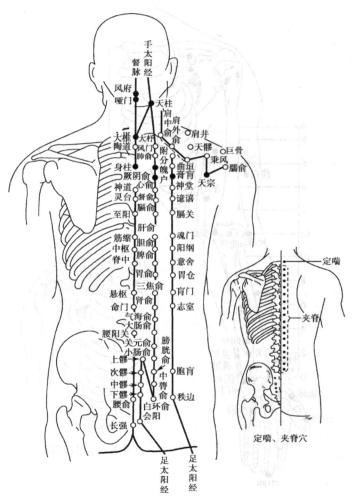

图3 背部穴

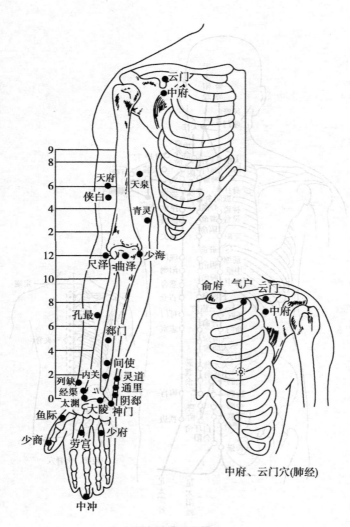

中府、云门穴(肺经)

图4 手三阴经穴

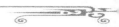

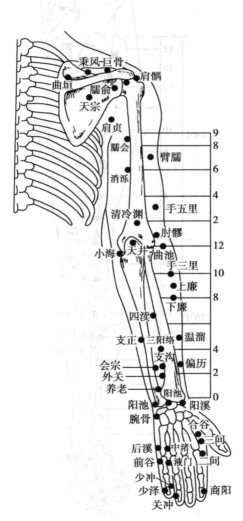

图5　手三阳经穴（上肢）

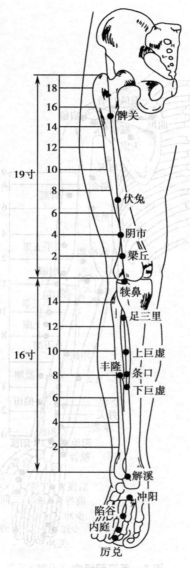

图 6　下肢前部图（足阳明胃经）

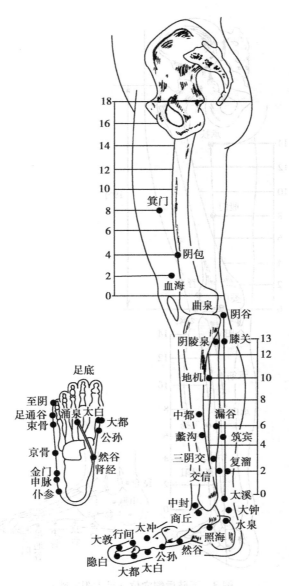

图7　足三阴经穴（下肢）

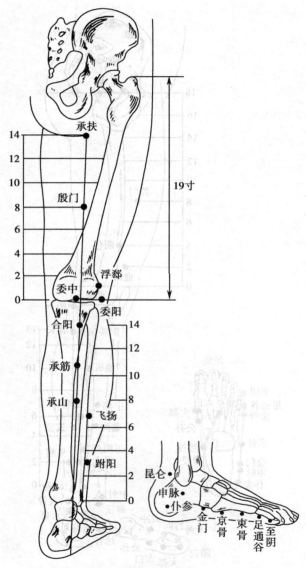

图8 下肢后侧穴位（足太阳膀胱）

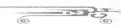

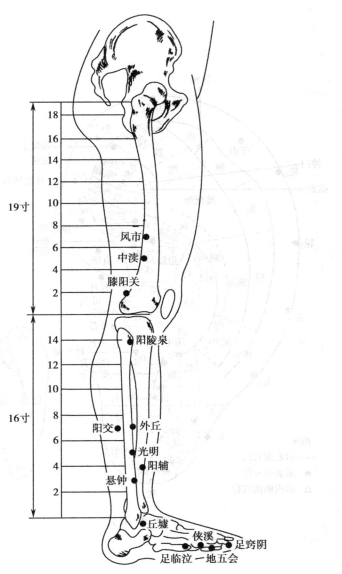

图9 下肢外侧穴位（足少阳胆经）

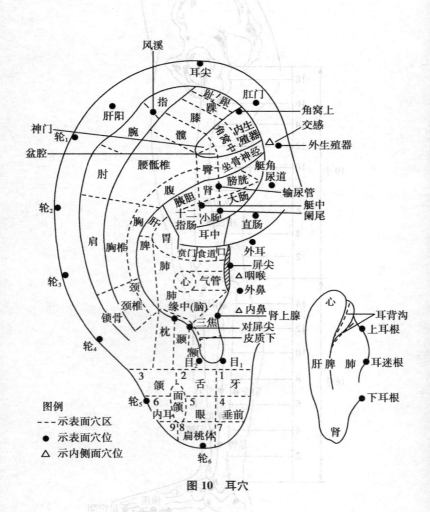

图10 耳穴

附录三：供稿者名录

邓铁涛　广州中医药大学 终身教授

邓中光　广州中医药大学第一附属医院

陈安琳　广州中医药大学邓铁涛研究所

陈建新　广州越秀区中医杂病医院

杜少辉　广东省 深圳市中医院

何乃举、季清华　吉林省汪清县十里坪卫生院

黄仕沛　广州越秀区中医院

靳士英　广州一五七医院

李顺民　广东省深圳市中医院

刘润珠　广州中医药大学邓铁涛研究所

梁丽群　广州越秀区妇幼保健院

刘小斌　广州中医药大学

莫飞智　香港大学中医学院

骆仙芳、王真　浙江省中医院

彭菩本　广州越秀区中医杂病医院

吴弥漫　广州中医药大学

肖会泉　广州中医药大学第一附属医院

邹旭、陈晶、孙静　广东省中医院

杨启琪　广州中医药大学第一附属医院

李春辉　广州中医药大学第一附属医院

李树成　暨南大学中医学院 硕士研究生

劳沛良　香港天沛诊疗中心

江洁慈（翰昭）香港天沛诊疗中心

吴擎添　广州中医药大学客座教授、澳大利亚中医药研究所所长

施安丽　国家广电总局门诊部中医综合治疗部主任